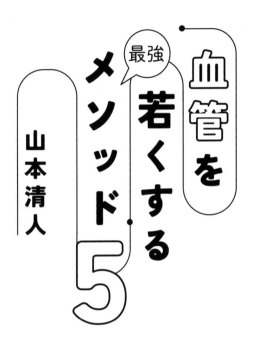

血管を若くする最強メソッド5

山本清人

文芸社

目次

第一部　いたわろう血管

第一章　はじめに

A man is as old as his arteries.（Thomas Sydenham　1624-1689）

イギリスの医学者、シデンハム先生の言葉です[1]。そのまま訳すと、「人とその人の血管は同じ年である」ということで、人の年齢＝血管年齢ということになります。わかりやすく、人は血管とともに老いるとも訳されます。これは、**血管を老化させず若く保てば、実際に若くいられる**ということを意味します。

さて、血管が老化するとはどういうことでしょうか？　心臓から出た血液は動脈を通って最後は髪の毛よりも細い毛細血管にいたって、全身のすみずみの組織まで運ばれます。毛細血管では血液の中の栄養分が組織に運ばれ、不要になった老廃物が毛細血管から運び出されます。全身のすべての細胞は血管を通ってきた血液から栄養を受け取るわけで、**血管の老化は全身すべての組織、細胞の老化につながります。**

血管の老化は主に動脈に起こります。**動脈の老化**は動脈が硬く、狭くなった**動脈硬化**と

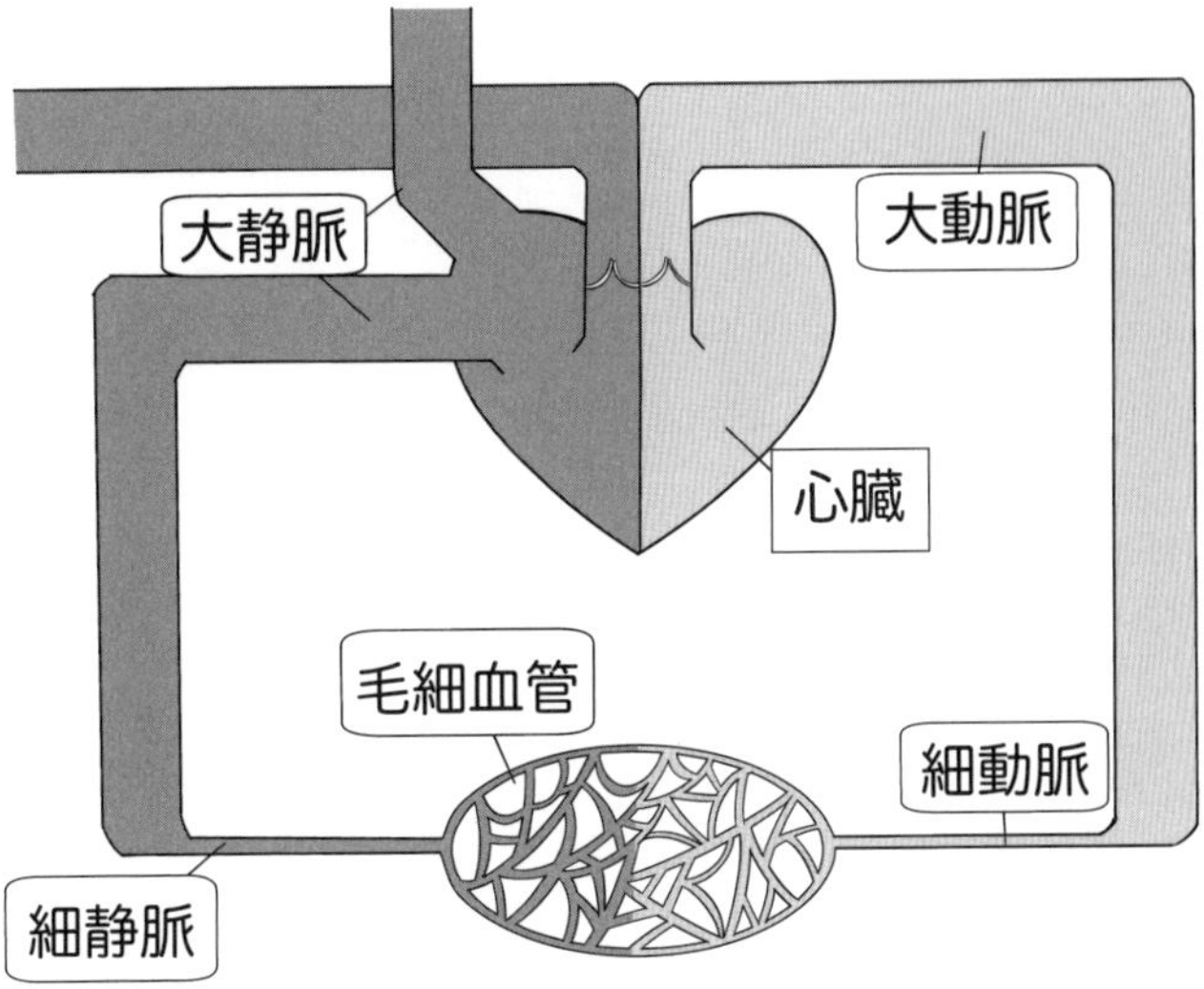

いわれる状態です。ほとんどの場合、動脈硬化は粥状《じゃくじょう》硬化のことを指します。粥状硬化とは、**どろどろの悪玉コレステロールが血管にへばりついた状態**です。下水管にヘドロが積もった状態を想像するとわかりやすいでしょう。残念ながら動脈硬化は、齢をとると顔にシミやしわができるのと同じで、誰の血管にも起こりますし、避けることはできません。しかしながら、それぞれの人の**生活の内容・習慣によって血管老化の進行の速度は変わっていきます。つまり、血管老化はコントロール可能**で、血管は若く保つことができます。

　肌のシミやしわは、化粧品や日焼け止めなどでお手入れした人と、何もしなかった人とでは随分違います。動脈硬化も同じように食習慣など、その人の習慣や環境によって進行の速度が変わってきます。どのようなことが動脈硬化を進行させてしまうのか、逆に進行を抑えるのかについて最近では分子のレベルで解明されてきています。そのメカニズムは大変複雑ですが、血管老化＝動脈硬化＝全身老化は今や制御可能になりました。**血管を若くしなやかに保つ、すなわち血管アンチエイジングを実践すれば、全身の老化を防ぐことができます。**つまり、血管がアンチエイジングの実践により、見た目も若々しく、活動的でいつも元気でいられることになります。

血管の老化に関係する生活習慣は大きく分けて四つあります。その内容は、**食習慣、運動習慣、休養（睡眠）、喫煙・飲酒・間食などの嗜好の習慣**です。耳が痛いと思われる方も多いかと思いますが、まずは血管老化になりやすい生活習慣を改善し、さらに積極的に新しい生活習慣を取り入れることで血管を若く蘇らせましょう。

食習慣の影響は大変大きいものです。一日三回食事するとして、一か月で九十回、一年で約千回食事します。五十歳の人ならすでに約五万回食べたわけで、その食物から今の体や血管ができあがっています。その食事の内容が血管や全身の老化に関係ないわけがありません。**五十歳の男性なら、八十歳まで生きるとして、あと約三万回も食事をとります。**

すでに食べてしまった五万回分の食事で体ができあがっていて、一食一食何を食べたかで、どんな血管になり、どんな体になったか決まってくるわけです。すでに食べてしまった分はどうしようもないとして、まだ三万回も動脈硬化の進行を抑える食事をとるチャンスがあります。すなわち、**今日から食事の内容を見直せば血管の老化を防ぐことは可能です。**

さて、どのような食生活で血管老化を防ぐことができるのでしょうか？　食べすぎによる過栄養の弊害はわかりやすいでしょう。お腹ぽっちゃりの内臓脂肪型の肥満は、メタボとしてよく知られるようになりました。かなりの肥満体形であった某お笑いタレントさんが東京マラソン中に心臓発作を起こしたことがありました。食べすぎ、肥満が健康に悪く、一旦メタボリックシンドロームになって糖尿病、高血圧、脂質異常症を併発すると血管老化＝全身老化が加速するのはわかりやすい例でしょう。

肥満になるほど食べすぎなくても、食べすぎて**カロリーを過剰に摂取すると動脈硬化は進行します。**動物性の油をとりすぎて血液の中のコレステロールや中性脂肪が増えると、血液がドロドロになりヘドロのように血管に付着し、粥状となって血管が老化します。また、**血糖値が高いと動脈硬化が進行します。**糖分が毒になって血管壁を傷つけたり、酸化ストレスを増加させてコレステロールを変性させたりします。逆に食べすぎないようにすれば動脈硬化の進行を遅らせることができるのです。

さらに積極的に**動脈硬化や老化の進行を防ぐ食習慣**があります。これは**カロリー制限、すなわち少なく食べること**です。生物の寿命を延ばす方法として、カロリー制限は以前より知られていました。線虫、酵母、ショウジョウバエ、マウス、アカゲザルに至るまでカロリー制限食で飼育すると寿命が延長します[2]。線虫、酵母には血管がありませんが、アカゲザルでは二十年以上に及ぶカロリー制限食での飼育により、心血管やがんによる死亡が減少することが証明されました[3]。

脂質、炭水化物、たんぱく質、植物繊維、ビタミンなどさまざまな栄養をバランスよく食べることはもちろん大事です。カロリーを制限するために脂質を減らす、炭水化物を減らすなど体重を減らすダイエット方法はさまざまです。実験で科学的に証明された寿命を延ばすカロリー制限とはたんぱく質を含めたすべての栄養を制限する方法です。腹八分目に医者いらずという言葉があります。これは先人の知恵ですが、単に太らないようにすると病気にならないことを指すにとどまらず、寿命を延ばす科学的に根拠のある食習慣のすすめであったのです。これらの栄養の中で特に動脈硬化を抑える働きのある食物、栄養素は数多くあるので後に詳しく述べます。総論としては、食べすぎないこと、さらに積極的にカロリーを制限すること、すなわち**少なく食べることが動脈硬化、全身の老化を防いで**

寿命を延ばす科学的に証明された方法です。

スポーツをしてスマートな体形や姿勢を維持した方は、いかにも健康的です。よく「適度な運動」といいますが、動脈硬化を防ぎ、健康でいるためにはどれくらいの運動が必要なのでしょう。WHOの推奨は一八～六四歳では中強度の有酸素性の身体活動を週に一五〇～三〇〇分とされています[4]。

運動すると血管老化を防ぐことができるのはなぜでしょうか？　栄養との関連では、運動することによりカロリーを消費し、血糖や血中の中性脂肪やコレステロールが低下するのがその一因です。**運動すると筋肉が増えるので安静時の代謝が上がることにより、運動しないときでもカロリーの消費が増えます。結果的に少なく食べるのと同じ効果を得ることになります。**また運動中には筋肉にたくさんの血液が必要です。筋肉を動かすのにたくさんの酸素や栄養が必要なためです。そのために筋肉内の血管やさらにそこにいたる血管が拡張して血流が安静時と比べると何倍、何十倍にも増加します。血管を拡張するために血管の内皮細胞からNO（エヌオー）という強力な血管拡張物質が作られます。血管をしなやかに柔らかく保つために大変大事な物質です。運動することでたくさんNOを産生させて、血管を若々しく保ちましょう。さらに**運動すると、筋肉からさまざまな抗老化作用のあるホルモンが産生されます。**なんと、運動により**認知機能が改善するホルモンまで筋**

肉で産生されるのです。ストレスや睡眠不足は血管の老化の原因です。人は強いストレスを受けると体にさまざまな反応を起こします。

一九五〇年に、アメリカの医師フリードマンとローゼンマンが、狭心症や心筋梗塞といった虚血性心疾患の患者には特徴的な行動パターンがあることを発見しました。

「タイプA行動パターン」の人は心臓の動脈硬化である心筋梗塞を起こしやすいことが知られています。競争的で野心的で、せっかちで常に多くの仕事を抱え、ストレスを溜め込んでしまうタイプの人です。ストレスは交感神経を活性化し、血管は収縮し心機能は亢進し血圧は上昇します。これらの心血管への直接的な作用により血管は傷つき、血管の老化は進行します。また、脳からはストレスホルモンの分泌が増加し、免疫機能や脂質代謝が影響を受け、血管は老化していきます。

睡眠不足は動脈硬化を進行させます。平成十六年度版の厚生労働白書によると、睡眠時間が六時間未満では狭心症や心筋梗塞の有病率が上昇、四時間以下では冠動脈性心疾患による死亡率が睡眠時間七時間以上八時間未満の人の約二倍になるとされています[5]。睡眠不足は交感神経を活性化させ高血圧を引き起こし、動脈硬化を促進します。また、脳の睡眠ホルモン＝メラトニンの変調が免疫に影響して動脈硬化を進行させます。**血管の老化を**

進行させないために、リラックスしてしっかり眠ることが重要なわけです。これは、心を健康に保つことに通じます。

たばこを吸うと血管病になりやすくなります。たばこを吸う期間が長ければ長いほど動脈硬化の危険は増大します。高血圧、肥満などその他の危険因子を併せ持つと、動脈硬化の危険度はどんどん加速していきます。メタボの診断基準では、腹囲に加えて喫煙しているだけで要指導の対象になるほどです。喫煙は、若者のほうが中高年者よりも強く動脈硬化を促進するので厄介です。喫煙者には耳の痛い話です。

たばこを吸うと煙に含まれるニコチンが血液に吸収されます。ニコチンは脳でドーパミンなどの脳を幸せにする物質を放出します。この物質は交感神経を刺激して、血管を収縮させて血圧を上昇させ、心臓を刺激して心拍を高めます。また、交感神経が刺激されると血液中の悪玉コレステロールや中性脂肪を上昇させて動脈硬化を促進します。さらに、たばこの煙にはさまざまな酸化物質が含まれていて肺で吸収され全身にいきわたり血管壁を直接的に障害します。鉄が酸化するとさびになりますが、たばこの煙は体の中のさまざまな物質を酸化させてさびさせてしまいます。

私の携わる血管外科の臨床で「下肢の動脈硬化で手術が必要な患者さんはほぼ全員喫煙者である」という事実は、喫煙が動脈硬化・血管閉塞にいかに深く関係しているかを物語っています。動脈硬化を発症してしまった患者さんがまずなすべきことは、手術でもカテーテル治療でもなくまずは禁煙です。動脈硬化になっていない人にとっても**喫煙は単なる毒で、百害あって一利なし**ですので、ぜひ禁煙をご検討ください。

酒は百薬の長といいます。少量のアルコールは心をリラックスさせ、血圧や心拍数を下げて動脈硬化を抑制する作用があります。またアルコールは善玉コレステロールを増加させる働きもあります。事実、アルコール摂取量が一日二〇グラムであれば、心血管疾患を減らすことが知られています[6]。**お酒の飲める人なら缶ビール五〇〇ミリリットル、日本酒一合程度であれば動脈硬化を抑制することが期待できます。**ただし、アルコール摂取量が長期になると血圧が上昇します。アルコール摂取により交感神経が高まること、コルチゾールというホルモンが増加して塩分や水分が体内に貯留することが主な理由です。アルコール摂取により肥満になると、ますます血圧は上昇します。

アルコール摂取量が増えれば増えるほど、がんの発症リスクは増加します[7]。アルコールの刺激を直接受けると、のどや食道その他のがんが増加しますし、脂肪肝や膵炎の危険も増加して死亡率がどんどん増加してしまいます。カロリーオーバーで肥満になると高血圧や糖尿病、メタボを発症してしまいます。**少量のアルコールはともかく、飲みすぎにはくれぐれもご用心ください。**

血管病の重要性

日本人の死因は一位ががん（悪性腫瘍）、二位が心臓病（心疾患）、三位が老衰、四位が脳卒中（脳血管障害）で、心臓病と脳卒中を合わせると一位のがんと同じくらいの死亡原因になります。割合では約二二パーセントとなり、その数は三〇万人を超えています。心臓病と脳卒中を合わせて血管病と呼ぶことにすると、血管病の予防と管理が、いかに重要かがわかります。二〇一九年には、脳卒中・循環器病対策基本法が施行され、「国民は生活習慣等が脳卒中や循環器病の発症に及ぼす影響について正しい知識を持ち、日常生活においてこれらの病気の予防に努めなければならない」とされています[8]。やや押しつけがましい文言ではありますが、その意図は血管病を正しく理解して生活習慣を改善すれば血管病は予防でき、一人一人の寿命を延ばすことができることにあります。血管病を扱う医師としては政府の後押しを得て大変心強い限りです。

一九四七年に、WHOはWHO憲章で健康を以下のように定義しました。

「健康とは、病気でないとか、弱っていないということではなく、肉体的にも、精神的にも、そして社会的にも、すべてが満たされた状態にあることをいいます。」

すでに七〇年以上前に、社会性が健康上重要であることが明記されています。

自然の中で生物種としてのヒトは個々では決して強くはありません。猛獣などの外敵と対抗し生き延びるために、ヒトはチームを作り共に闘うようになりました。そのチームは集落となり、やがて大きな社会となりました。その結果、ヒトは地球上で最も繁栄した生物種となったのです。すなわち、社会性はヒトにとっては生き延びるために必須でした。逆に言えば、社会性が満たされないとヒトは長く生きていけないということになります。

現代で社会性とは、家庭や職場の中で自分の役割があり必要とされることや、人と人とが支えあう社会の一員であることです。事実、社会とのつながりが病気のリスクを低下させ、身体の健康や寿命に影響することが示されています[9]。この論文によれば、社会性の寿命への影響度は、喫煙や肥満より大きかったとされています。

この事実から考えると、社会性は〝血管を若くする〟ために大変重要な一項目であると考えられます。そこで、自分で管理できる生活習慣に加えて、他人との関係性であり生き方である社会性をメソッドとして加えます。

ここまでをまとめると、**血管を若くする、すなわち血管アンチエイジングのために、**

一．少なく食べる

二．適度な運動をする
三．よく寝てストレスを溜め込まない
四．禁煙して、お酒を飲み過ぎない
の大事な四つの生活習慣をご理解ください。さらに、生き方として、
五．人と関わり支えあう
を加えた五項目を〝血管を若くするメソッド〟として提唱します。

愉快に人生を完遂する

人の寿命は年々延びていますが、ただ生きているだけでは意味がありません。生きている中身こそが大事で、「健康上の問題で制限なく生活できる」健康寿命を延ばすことが重要と考えられるようになりました。さらに中身を突き詰めると現役で社会に貢献できる現役寿命が大切であるし、その本質は、生き生きと、充実感に満ち、楽しく生きるという生きざまや心の持ちようになります。私自身いつまで寿命があるのかわかりませんが、生きている限り快く社会に貢献したいと望んでいます。

血管の老化を防ぐことは、全身の細胞・組織の老化を防ぐことにつながります。また、

お肌の老化を防ぎ、美しくあることにもつながります。**見た目も若く美しく心も体も元気であるために、まずは全身に張り巡らされた血管を大切にしていたわりましょう。**親からいただいた大切な体、何十億年も前から代々引き継いだＤＮＡをともに大切にしたいものです。誰もが、人生を最後までごきげんに過ごすことを望まれることと思います。さらにごきげんであることで心を健康にして老化を防ぐことができます。

〝愉快に人生を完遂する〟ことができるよう、この先、血管老化を掘り下げて解説しつつ、血管アンチエイジングの生活習慣についても細かく述べていきます。

第二章　やさしい血管のお話

血液はどう流れるか

血液は胸の少し左側にある心臓から送り出されます。心臓は心筋という大変働き者の筋肉のかたまりでできています。生まれてから死ぬまで休むことなく動き続ける、大変タフなポンプです。血液は動脈というゴムホースのようなパイプを通って体のすみずみまで運ばれます。心臓から肺で酸素を受け取った真っ赤な血液が運び出されます。心臓から出たばかりでは直径三センチの動脈は分かれるごとにどんどん細くなって、体のすみずみまでいきわたります。最後は髪の毛の一〇分の一の〇・〇一ミリまで細くなり、毛細血管になります。毛細血管は内臓や皮膚、筋肉などの体の組織に酸素などの栄養分を届け、各組織で不要になった二酸化炭素などの老廃物を受け取ります。体中に毛細血管は張り巡らされていて、すべての毛細血管を継ぎ足すと地球二周半の長さにもなります。老廃物を含む血液は、帰り道の血管へ合流していきます。帰り道の血液は組織から二酸化炭素や老廃物を受け取って赤黒い色をしています。この血液の帰り道が静脈で、合流するたびに太くなり心臓につながります。

心臓から出たばかりの血液は勢いが大変強く、血管には高い圧力がかかります。心臓が一度ドキンと打つと約七〇ミリリットルの血液が流れます。一分間に七〇回打つとすると一分で約五〇〇〇ミリリットル、一時間で三〇〇リットル、二四時間で七二〇〇リットルの血液が全身を巡ります。灯油のポリタンク（一八リットル）四〇〇缶分にも相当します。これだけの大量の血液が流れても壊れないように、動脈は大変丈夫な構造に作られています。

血管の構造

動脈は血管の一番内側から、内膜、中膜、外膜と呼ばれる構造を持っています。動脈の中膜は筋の成分が多く弾力に富んでいて、柔軟で丈夫です。心臓からの血流が増えると血管は膨らみ、通り過ぎると、もとの太さに戻ります。血流や血圧の変化に応じて太さを柔軟に変化させてスムーズに血液が流れます。内側はさまざまな働きのある内皮細胞からできています。外膜は血管の一番外側にあり、結合組織からなる外膜が囲んで補強しています。

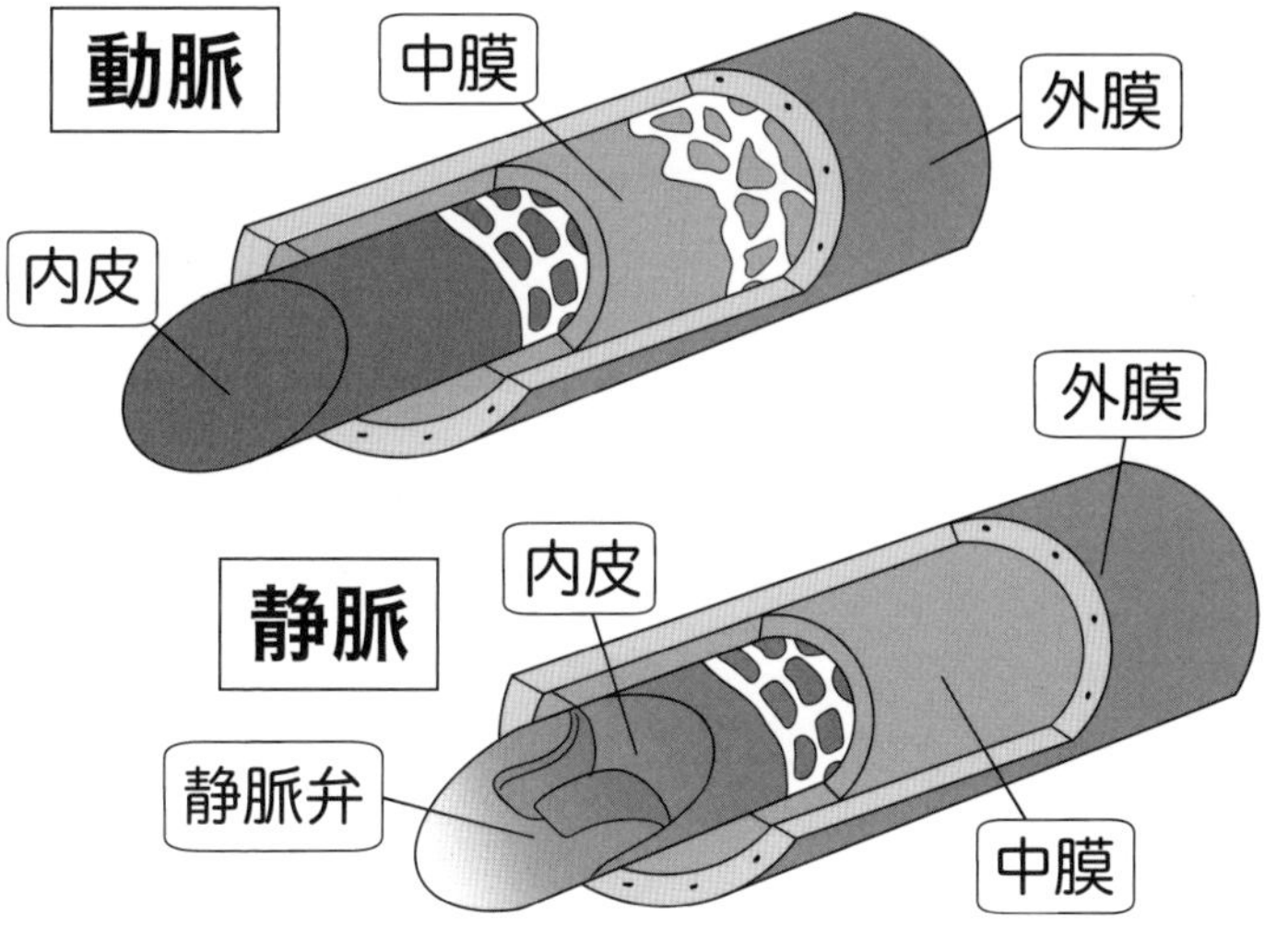

静脈は組織から血液を心臓へ戻す戻り道のパイプです。静脈も動脈と同じく三層構造ですが、圧力が低いので中膜が薄く、動脈ほど丈夫ではありません。四肢の静脈には弁があります。弁は開いたり閉じたりする仕組みで血液の流れを一方通行にする働きがあります。下肢では重力によって血液が下向きに流れようとするので逆流を防止して、心臓へ血液を運びます。足では筋肉の収縮により静脈に圧力が加わると弁が開いて血液が押し出され、重力に逆らって上方にある心臓に向かいます。下肢の静脈血は筋肉が弛緩して圧力が減っても弁が閉じて逆流しません。**下肢の筋肉による静脈血の駆出は、筋肉ポンプ、第二の心臓と呼ばれます。**

下肢静脈瘤

われわれの先祖は四足歩行でした。このため体幹は心臓と同じ高さで静脈の血液が重力によって逆流しないので、体幹部の静脈には弁がありません。二足歩行になっても体幹の静脈には弁がないままで、心臓との落差分の圧力がもものつけ根の静脈弁にかかってしまいます。下肢の静脈がボコボコのこぶ状に膨れる下肢静脈瘤は、ヒトが二足歩行に進化した宿命ともいえる病気です。

毛細血管

毛細血管は組織に無数に張り巡らされていて血液の栄養を組織に運びます。内皮細胞と内皮細胞を支える膜のみで作られています。主に、内皮細胞と内皮細胞の隙間から血液中の物質や細胞が出入りして組織と血液の間でやりとりが行われます。

血管の役割

血管は血液を運ぶただのパイプではありません。血管の役割は組織のすみずみまで血液を運び、**栄養や全身を調節するホルモンを届け、時にはウイルスなどの病原体と闘う免疫**

細胞を派遣します。運動時には筋肉に、食後には腸に血液がたくさん必要になります。おのおのの組織に血流が必要な場合、血管はダイナミックに太さを変化させ血流の量を調整しています。

皮膚の血管は体温を調節します。寒いときには血管を収縮させて皮膚の血流量を減らして体温が下がらないようにします。暑いときには皮膚の血流量を増やして熱を逃がし、体温を下げます。各組織の血流量は血管から放出される局所の情報伝達物質、腎臓や頸動脈にある圧力のセンサーの指令を受けて全身に放出されるホルモン、また、脳から直接指令を下す自律神経によって調整されています。

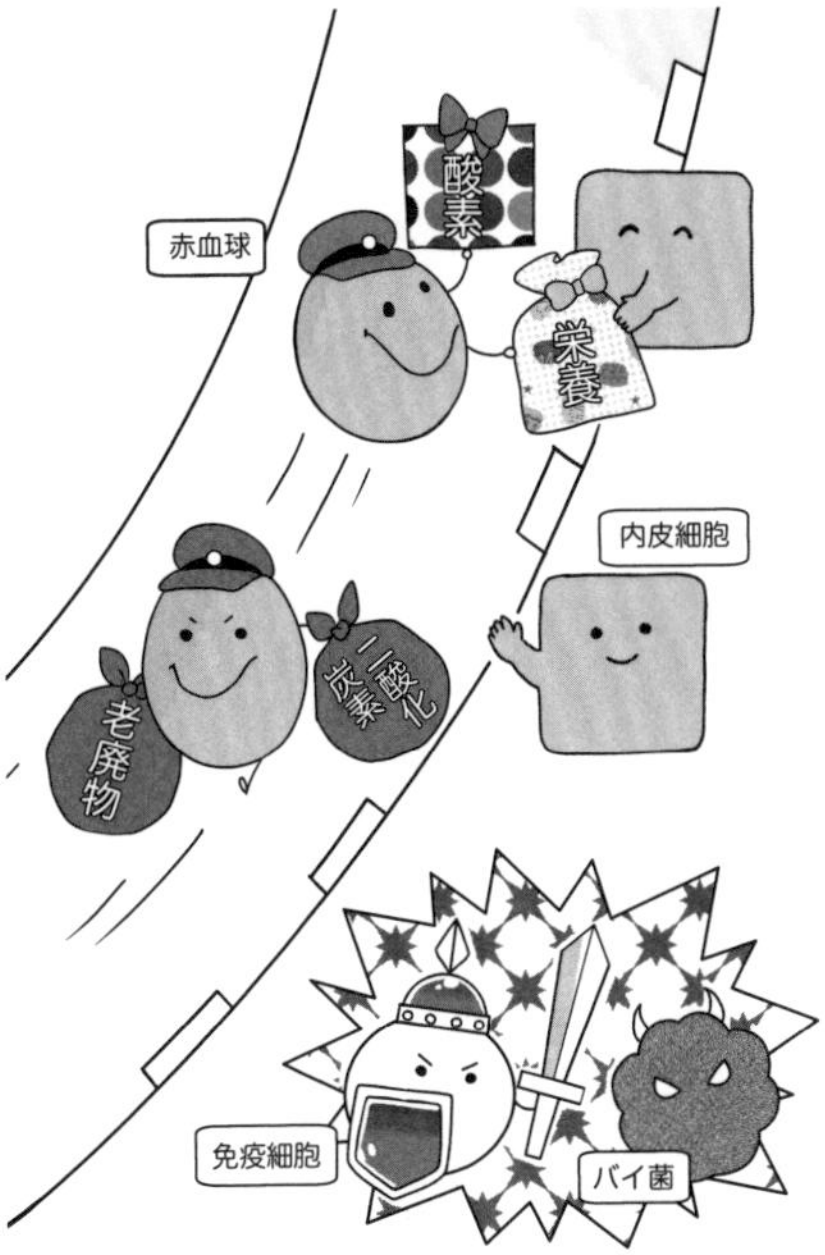

毛細血管では内皮細胞同士の隙間から、栄養を組織に運びます。ときには白血球などの免疫細胞は外敵と闘うため、隙間から組織内に入り込みます。血管

内皮は血液と組織を隔てる単なる障壁ではなく、さまざまな生理活性物質を分泌します。血液を固まりにくくしたり、出血時には血液を固まりやすくし血管を収縮させ出血を抑えます。内皮細胞からは血管を拡張させたり、収縮させたりする物質を分泌します。この局所ホルモンには炎症を抑えて動脈硬化を防ぐ働きを持つものがあります。血管は自分自身とその栄養を届ける組織とコミュニケーションしながら血流量や透過性をコントロールします。血管は単なるパイプではなく、さまざまな役割があり、ダイナミックに調整されているのです。

血管が老化するとどうなるか？

血管が古くなると、壁が厚くなって、弾力を失って硬くなります。ゴムホースが劣化するのと同じです。さらに、下水管にヘドロが溜まるように、血管の内側にさまざまな物質がこびりついて狭くなったりして、血液の流れが悪くなります。これが動脈硬化です。どこの動脈が狭くなり、どの臓器の血液が足りなくなるかによって症状は異なります。動脈は全身にあってすべての動脈が動脈硬化を起こします。その中で動脈硬化になりやすい血管は、心臓、脳、下肢の血管です。心臓に近い胸部大動脈や腹部大動脈に動脈硬化が生じることはまれではありません。古びたホースが破れてしまうように、劣化した血管は破れてしまうことがあります。

動脈硬化は通常ゆっくりと進行していきます。コレステロールが血管にへばりつき、やがて血管壁に潜り込んでどろどろのお粥のように溜まっていきます。これが粥状硬化です。ゆっくり血管が詰まってくる場合、側副血行路と呼ばれるバイパスができ、血液の流れは保たれます。このため、症状が出現するのは動脈の詰まりが進行してからです。そもそも血管の太さはかなり余裕があり、断面積で五〇パーセント程度の内腔が保たれていれば安静時など普通のときは症状が出ることはありません。動脈が少しだけ狭いとき、運動などによって強い負荷がかかって初めて症状が生じます。例えば、心臓の場合、心臓に栄養を届ける冠動脈という動脈がゆっくり狭くなってしまうと、心臓への血流が減ってしまうので、これを補うためにわき道＝バイパスができ同時に血管の狭窄が進みます。いよいよ冠動脈が細くなってバイパスの血流で補っても運動時に十分に心臓へ血液が供給できなくなると、安静時には何ともないのに運動時に心臓に痛みを感じるようになります。これが狭心症といわれる病気で、典型的には労作時に痛みが生じますが、食後や寒冷時に起きることもあります。

頸動脈では不安定な粥腫に血栓が付着します。頸動脈は太く血液の流れが速く、血栓ができても頸動脈自体が閉塞してしまうことは通常はありません。不安定な粥腫に付着した血栓は剥がれて脳に流れていってしまい、脳梗塞の原因になります。アテローム血栓性脳梗塞と呼ばれています。このタイプの脳梗塞は、前触れとして〝一過性脳虚血発作〟を生じていることがあります。狭窄が進行した場合、脳梗塞を予防するために粥腫を切除する手術や頸動脈にステントを留置する血管内手術が行われることがあります。

同じように足の動脈が狭くなり、血流が低下すると**安静時には何ともないのに歩行や運動時に足の筋肉が痛くなる足の動脈硬化**を起こします。この症状は一定時間休めばまた歩くことができるので間欠性《かんけつせい》跛行《はこう》と呼ばれます。ときどき足を引きずるという意味です。動脈硬化が始まっても最初は症状はありません。動脈の太さには余裕がありますし、徐々に血管が狭くなった場合、側副血行路（バイパス）も作られていくからです。**足が疲れやすくあまり歩けなくなり、年のせいと思い込んでいる方の中に、この下肢閉塞性動脈硬化症の場合があるので注意が必要です。**腰が悪くても同じ症状が出ますので、腰が悪いせいだと諦めている方も少なくありません。

血管が突然詰まってしまうと

粥腫が進行しても通常は何も症状は生じませんが、不安定化する場合があります。不安

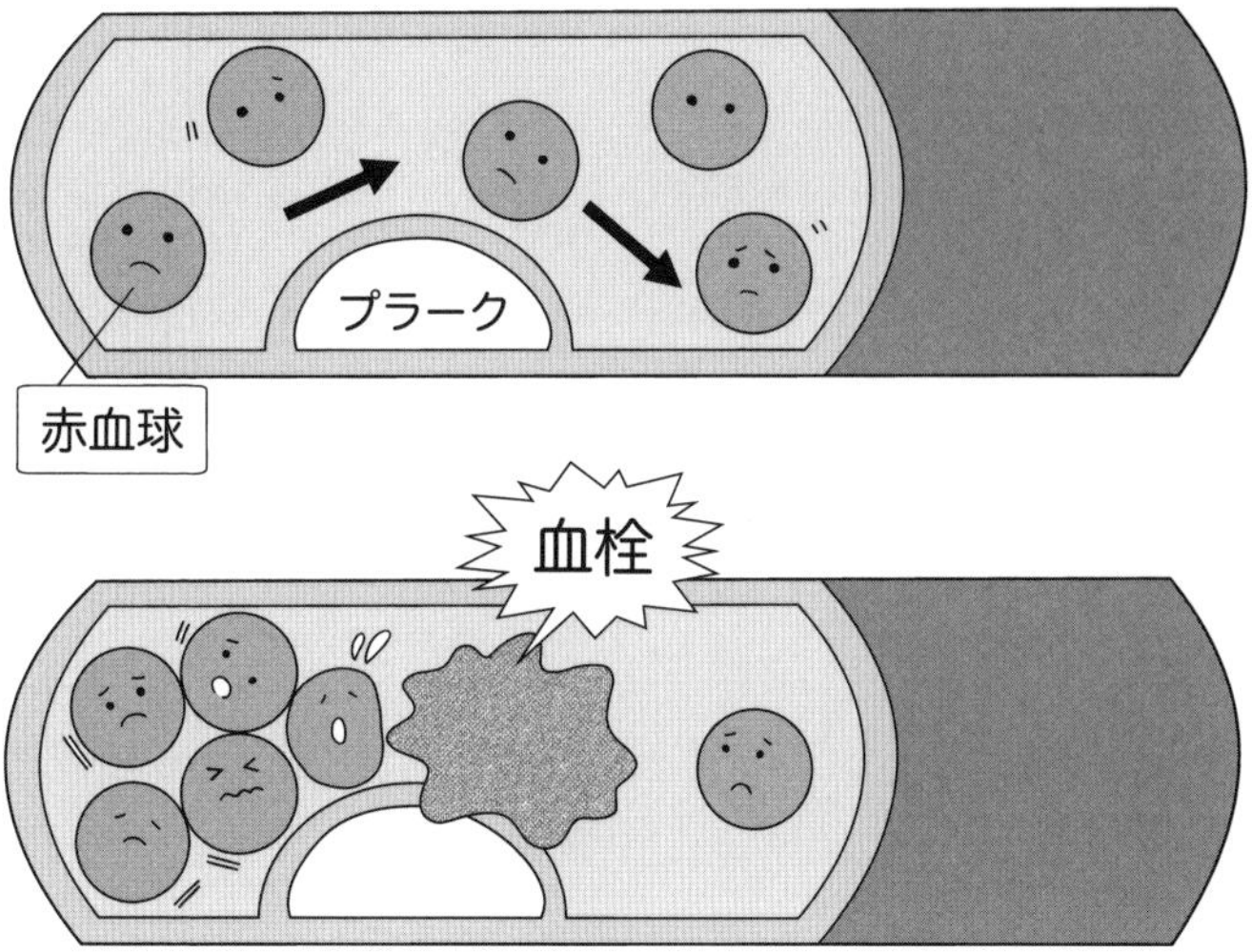

定な粥腫はもろく、膜が破れてしまうことがあります。膜が破れるとどろどろの粥腫が血液にさらされ、血液が固まって血栓ができてしまいます。一旦血栓ができて血管が詰まると、突然その先の臓器には血液が流れず壊死してしまいます。突然の動脈閉塞が心臓に起きると若くても突然死することがあります。

五〇代、六〇代の全く無症状で元気な方が突然心筋梗塞で倒れることがあります。これは心臓を栄養する冠動脈が粥腫（プラーク）の破綻により急性閉塞したことによるものです。プラーク破綻による急性心筋梗塞（急性冠動脈症候群）は死亡率七～九パーセントの恐ろしい病気です。厄介なことに若年者ほど前駆症状がありません。外見上は壮健に見え、本人も健康上の異変を感じないことが多いので厄介です。**血管の老化は実年齢や見た目の老化とは直線的には比例しないのです。**

血管が破れてしまうと

動脈が破れてしまうと一大事です。特に太い動脈が破れてしまうと一分に五リットルもの血液が流れているわけで、直ちに命に関わります。ただし、動脈は大変丈夫なので普通は破れる心配はありません。物騒ですが、刃物や銃で動脈を損傷するとこのようなことが起こりえます。私の三五年にわたる血管外科の経験では、動脈の外傷性破裂は日本では一度も遭遇したことはありません。動脈が老化してもろくなると、太くなって動脈瘤ができることがあります。動脈瘤は血管の老化を原因とする動脈硬化と類似した病気です。動脈瘤ができると動脈壁が弱いのでどんどん大きくなってやがて破裂します。まるで、風船に空気を入れ続けると破れてしまうのと同じです。**動脈瘤の破裂を防ぐには、破裂する前に手術するしか方法はありません。**

老化した血管はもとに戻るのか?

動脈では、一番内側の内皮細胞は常に血液に接していて血流の強い力を受けています。

この内皮細胞からは、血管を柔らかくする物質や血液を固まりにくくする物質を放出して、全身のすみずみまで血液が届くように調節する機能があります。また、血管は神経にも支配されていて交感神経の活動が高まると血管壁の中膜の平滑筋が収縮して細く固くなります。

極度に緊張すると、手は冷たく汗をかいて、胸はドキドキして血圧は上昇します。このとき、血管は収縮して細く固くなっています。この緊張がなくなって交感神経の活動が弱まると血管も緊張がとれて柔らかくなり、血液の流れはゆっくりになります。

このように血管は常に神経の調節を受け、縮んだり広がったりしています。運動時には、筋肉には多量の酸素や栄養が必要です。このため、運動時には筋肉には安静時の数倍から数十倍の血液が流れます。このとき、交感神経の活動は高まっていて血管は収縮するように働きます。

運動時には交感神経による血管の収縮刺激よりもはるかに強い、血管を拡張させる物質が血管の内皮細胞から放出されます。これはＮＯ（エヌオー）、一酸化窒素です。窒素の燃焼で生じ、大気汚染のもとでもあります。これが、血管の中で作られ大事な働きをするとは実に不思議です。

一九九八年のノーベル医学生理学賞はＮＯに関した研究に授与されています。ＮＯは血管の真ん中にある筋肉（血管平滑筋）に作用するので動脈だけでなく、静脈も拡張します。NOは運動時にたくさん放出されますので、運動することにより血管はしなやかに拡張します。運動習慣が動脈硬化を防ぐ理由の一つは運動時のNOの産生によります。ヨガやストレッチでもNOは放出されますので、息苦しくなるほどの激しい運動をしなくても血管を若く柔らかく保つことができるのです。また、このNOは血管の炎症を抑える働きがあります。粥状硬化とは悪玉コレステロールに対する免疫反応による炎症なので、動脈硬化の進行を抑えてくれます。また、NOは血のかたまり（血栓）ができるのを防いでくれます。血管が詰まってしまって生じる心筋梗塞や脳梗塞を防いでくれるのです。

ぼろぼろになってしまった粥状硬化でも、ある程度回復させることはできます。心筋梗塞を発症してしまった方でも悪玉コレステロールを低下させると粥状硬化が退縮していくことがわかっています。**完全に元通りとまではいかないまでも粥状硬化の原因の悪玉コレステロールを低下させることにより動脈硬化は改善します。**加齢によるさまざまな衰えは全く不可逆というわけではなくコントロール可能で血管もまた同様です。**動脈硬化は、危険因子をコントロールすることで進行を遅らせたり、改善させることは十分可能**です。そのさまざまな危険因子は食習慣をはじめとした生活習慣とその結果生じる生活習慣病です。動脈硬化の危険因子をよく理解して、血管を若く蘇らせましょう。

第三章　メタボってなんだ？

一九八九年アメリカの医学者カプランは、動脈硬化による病気、特に虚血性心疾患（狭心症や心筋梗塞など）の発症に、

（一）上半身肥満

（二）高血圧

（三）糖尿病

（四）高中性脂肪血症（脂質異常症）

を併せ持つ病態が大きく関与するとして、「死の四重奏」（Deadly Quartet）という言葉を提唱しました[10]。上半身肥満とは聞き慣れませんが、男性に多いお腹が出ている肥満のことです。内臓脂肪型肥満、リンゴ型肥満とも呼ばれます。カプラン先生はアンドロゲン（男性ホルモン）存在下の過剰なカロリー摂取が高インスリン血症をきたし、組織がインスリンに対して抵抗する状態（インスリン抵抗性）が動脈硬化を促進することを発表しました。この四条件が揃うと動脈硬化、特に心臓に栄養を届ける冠状動脈の動脈硬化が加速

します。最悪この動脈が閉塞すると死に至ることがあります。これらは、ビオラ、チェロ、バイオリン二台による弦楽四重奏のようにそれぞれが協調して動脈硬化を悪化させます。おのおのの危険因子の程度が軽くても重なることで動脈硬化の進行が加速していきます。この四つの条件が重なると血管の老化が加速するわけで、女性にもあてはまり、注意は必要です。

今ではこの概念はメタボリックシンドロームとして整理されています。肥満がこの病態のおおもとの原因と考えられています。よくご存じのように、日本のメタボ健診基準では腹囲が男性八五センチ、女性九〇センチ以上あれば内臓肥満とされてしまいます。体の大きな人でこの程度の腹囲で病人扱いするのはどうかという意見がありますが、あくまで保健指導上の基準と考えればいいでしょう。メタボ健診は四〇歳から七四歳の方を対象に行われています。

必須項目．腹囲男性八五センチ以上、女性九〇センチ以上（内臓脂肪面積一〇〇㎡以上相当）

一．中性脂肪150㎎dL以上　または　HDL40㎎dL未満

二．最大血圧130以上　または　最小血圧85以上

三．空腹時血糖１１０mg dL以上

このうち二つを満たすとメタボリックシンドロームと診断されます。すでにメタボ健診を受けた方も多いかと思います。この基準は相当厳しく設定されていて、見た目で太っているとまでいかなくても少しお腹が出ているだけでも該当する方が大勢いらっしゃいます。喫煙する方は該当が一つでも指導の対象になります。健診の結果を踏まえて生活習慣を見直し、健康で元気に過ごすという目的なので趣旨を理解しましょう。この**メタボリックシンドロームの本質は、膵臓《すいぞう》から分泌される血糖値を下げる働きのインスリンというホルモンの効きが悪くなってしまうこと**です。つまり、血糖値が高くて膵臓は懸命にインスリンを分泌して血糖値を下げようと努力しているのに報われない状態です。インスリン抵抗性といいますが、内臓肥満がインスリン抵抗性をきたし、その結果、高血糖と高インスリン血症が続き、最終的には動脈硬化に至る一連の病態な

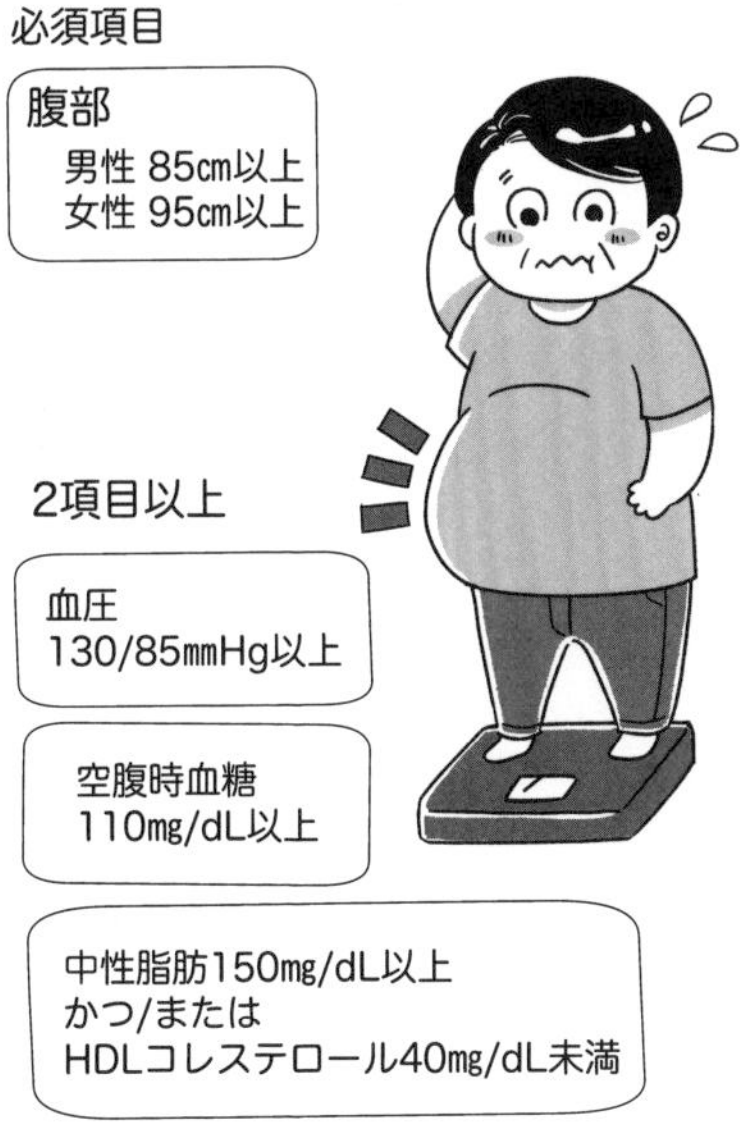

のです。

厚生労働省によると、「生活習慣病の発症前の段階である**メタボリックシンドローム（内臓脂肪症候群）が強く疑われる者と予備群**と考えられる者を合わせた割合は、男女とも**四〇歳以上では高く、男性では二人に一人、女性では五人に一人**の割合に達しております。このような中で、国民の、生涯にわたって生活の質の維持・向上のために、糖尿病、高血圧症、脂質異常症等の発症、あるいは重症化や合併症への進行の予防に重点を置いた取組が重要と考えます。」[11]とのことで政府としては本気で国民の血管老化を防ぐことに注力しています。健康寿命を延ばし、元気で生き生きと人生を全うし、ひいては医療費を削減することに尽力するということだと思います。なぜなら、生活習慣を見直すことで血管の老化はコントロール可能であるからです。

肥満

食べすぎて余ったカロリーは、体内で脂肪として蓄えられます。食品の脂肪分はもちろん、炭水化物やたんぱく質も、余ったカロリーは脂肪として蓄えられ、カロリーが不足したときに分解されて利用されます。脂肪が多く蓄積された状態が肥満ですが、消費カロリーより摂取カロリーが多いと脂肪は増えていきます。つまり、食べすぎが原因です。

肥満のタイプは内臓脂肪が増える内臓脂肪型肥満と皮下脂肪が増える皮下脂肪型肥満の二種類があります。皮下脂肪は全身の皮膚の皮下組織につきますが、下腹部、おしり、太ももにつきやすいので洋ナシ型肥満や下半身太りともいわれます。腸の周りや、お腹の中の内臓脂肪が溜まったのが内臓脂肪型肥満で、お腹がぽっちゃりと出た、リンゴ型肥満といわれます。ビール腹は内臓脂肪型肥満です。もちろん、肥満が進むと皮下脂肪も内臓脂肪も両方とも脂肪が溜まっていきます。このうち**動脈硬化に関連するのは内臓脂肪型肥満で、へその周りの腹囲を測って、男性八五センチ以上、女性九〇センチ以上の場合、内臓脂肪型肥満の可能性が高いとされます。**

内臓の脂肪組織は、動脈硬化を防ぐホルモンや食欲を抑える善玉ホルモンを産生する器官でもあります。内臓脂肪が増えるとこの善玉ホルモンの産生が減少してしまいます。その結果、動脈硬化は進行し、ますます肥満が進んでしまいます。さらに、全身に炎症を起こす悪玉ホルモンが脂肪の溜まりすぎた脂肪細胞から分泌されて、糖尿病を悪化させてしまいます。悪玉ホルモンにより血管が必要以上に収縮したり、塩分が必要以上に体内に溜まったりして、血圧が上がってしまうのです。肥満の人は食べすぎることが多く、それが食塩のとりすぎにつながって、いっそう血圧が上がりやすくなります。

このように、メタボリックシンドロームは内臓肥満がもとで起こる病気と認識されています。

肥満は万病のもと

肥満は高血圧、脂質異常症、糖尿病の原因になるばかりか、乳がんや大腸がん、肝臓がんにもなりやすいことがわかっています。脂肪が増えすぎると、本来は脂肪が溜まらない場所に蓄積されることがあります。必ずしも太りすぎているわけではないので厄介です。異所性脂肪といいますが、肝臓や筋肉、膵臓などに溜まることがあります。溜まった場所によってさまざまな病気を起こします。肝臓に脂肪が溜まり進行していくと、脂肪肝になり、やがて肝硬変や肝がんを起こすことがあります。筋肉や膵臓に脂肪が溜まった結果、糖尿病になりやすくなります。

腸内細菌も原因

肥満の人は痩せている人と比べて、腸内細菌の種類のうちエネルギーを効率よく摂取してしまう悪玉菌が多いことが報告されました[12]。また、肥満の人は善玉菌が少なく善玉菌が食物繊維をエサに作る短鎖脂肪酸が少ないことがわかりました。短鎖脂肪酸はミネラルの吸収を助け、エネルギーの吸収を抑えます。**食物繊維を多く摂取することによって悪玉菌を減らし、善玉菌を増やすことができます。食物繊維は、根菜類、豆類、キノコ類、海藻類などに多く含まれています。**イモ類や寒天などに含まれる多糖も、腸内細菌の発酵によって、短鎖脂肪酸に作り変えられます。

高血圧

血圧を**病院で測定したときに、収縮期が１４０㎜Hg、拡張期が90㎜Hgを越えると高血圧**とされます。血圧は高くても自分では何ともないのに、心臓や血管に知らないうちに負担をかけ、最悪心筋梗塞などの病気を引き起こすのでサイレントキラーと呼ばれます。日本高血圧学会によると家庭血圧の正常値は収縮期一一五以下、拡張期は七五以下とされていて、思いのほか低値です[13]。

高血圧は、環境的要因と遺伝的要因で起こります。遺伝的要因は生まれつきの体質で、親が高血圧の場合、自分も高血圧になりやすい体質を受け継いでいます。環境的要因は、塩分のとりすぎ、運動不足、肥満、飲酒、ストレスなど長い間続いた生活習慣によって徐々に起こります。

腎臓は血液の中の塩分（ナトリウム）の濃度を一定に保つように厳重に管理します。そのため、塩分をとりすぎて十分排出されずに残ってしまうと、水分も増えて血管の中の血液量が増えてしまいます。その結果血圧が上がります。少々の塩分であれば腎臓から塩分は排出されて、血液量が増えることはありません。しかし、摂取した塩分量が多すぎると追いつかなくなり血液量は増えてしまいます。また、腎臓から塩分を排出させるホルモンは血圧を上昇させる働きも持っています。

内臓型肥満では、インスリンの効き目が悪くなるインスリン抵抗性になり血液中のインスリン濃度は高くなっています。このインスリンは交感神経を高めて血管を収縮させること、副腎でアドレナリンなどのホルモンを分泌させることにより血圧を上昇させます。インスリン抵抗性は腎臓での塩分の排出を抑えてしまいます。また、内臓脂肪からの悪玉ホルモンが血管を収縮させる働きがあり血圧を上昇させます。

運動不足は高血圧の原因になります。運動している最中には血圧は上がっています。筋肉に大量の血液を送るためです。このとき交感神経は活発に活動しています。運動をやめると逆に交感神経の活動が止まり、副交感神経が優位になってリラックスし血圧は下がります。運動を継続すると交感神経が調節されて安静時には血圧が下がってきます。これには交感神経を介したホルモンも関係しています。いわば運動時の高血圧に対処できるように安静時の交感神経の活動をリセットするという調節です。また、運動すると筋肉の血管が拡張して大量の血液が流れます。このとき血管の内皮細胞からは強力な血管拡張物質のＮＯ（一酸化窒素）が産生されます。ＮＯは血管を柔らかく、しなやかに保ち、炎症や血栓の生成を抑え、動脈硬化の進行を抑えてくれます。運動すると血圧は下がり、逆に運動不足になると血圧は上がることになります。

さまざまなストレスは脳で交感神経の働きを高めます。大事な試験のときなど極度に緊張するとドキドキして顔は赤くなり手に汗が出ます。そのとき交感神経の働きが高まって、血管は収縮し心拍数は増えて血圧は上がっています。

アルコールは、飲んだ直後には血管が広がって血圧が下がりますが、たくさん飲んだ翌朝など二日酔いになると血圧が上がります。また、大量に飲む人はだんだん血圧が高くなってきます。アルコールが交感神経を刺激して副腎からコルチゾールという塩分の排出を減らし、体液を増やすホルモンを増やすからです。アルコールの多飲は肥満につながり、塩分摂取も多くなるので高血圧になります。

高血圧の最大の原因とも言えるのが加齢です。年齢とともに血圧は上昇して、六〇代では男女とも六割以上、七〇代では男性八割程度・女性七割程度の人が高血圧になります。

若いときには血管はしなやかで柔らかく、血液がたくさん流れても血管の壁がクッションになって血圧は上がりません。ところが、加齢とともに血管の壁はしなやかさを失って硬くなります。血管が硬いと、血液はそのまま勢いよくぶつかり血圧は高くなります。ちょうど古いホースが硬くなり膨らまなくなったようなものです。加齢に伴い血管壁の弾性線維は減少し、強さを保つ膠原線維が増加して、血管壁が硬くなり血圧が上がるのです。

糖尿病

糖尿病は血液の中にブドウ糖がたくさんある状態で、おしっこに本来出ないはずの糖が出てしまうので糖尿病と呼ばれます。ブドウ糖は体のエネルギー源の中で最も基本的で重要です。しかし、エネルギーが高いがゆえ化学的な活性も高く、多すぎるとたんぱく質などいろいろな物質を攻撃して化学反応を起こします。

肉を焼くと褐色のいい色に焼けます。この焼き色は糖がたんぱく質と反応した結果です。血液の中でブドウ糖が多すぎるとこのような反応が体の中で生じます。**ブドウ糖が多すぎるといわば体の中が焼けてしまうと考えてください。**この焼け付きを防ぐため、血液の中のブドウ糖は一定に保たれるように厳重にコントロールされています。血液中のブドウ糖を下げる働きのある唯一のホルモンは膵臓で作られるインスリンです。インスリンは全身の細胞に働いてブドウ糖を細胞内に取り込むように指令します。インスリンが足りないか、インスリンの効きが悪くなると血糖値が上がって糖尿病になります。

インスリンの分泌低下は生まれつきのほか、膵臓の病気、膵臓の手術後に起こります。インスリンの効きが悪くなることは、インスリン抵抗性と呼ばれます。インスリン抵抗性では血糖が高いので膵臓は頑張って血糖値を下げようとしてインスリンをたくさん産生しているにもかかわらず血糖値は高い状態です。この状態が続くとやがて膵臓が疲れてしまい、インスリンが出なくなって分泌低下に至ります。インスリン抵抗性は肥満に伴って生じます。肥満になって脂肪細胞が脂肪を蓄えすぎると悪玉アディポサイトカインを放出するようになります。この中にインスリン抵抗性や炎症を起こすものがあります。

糖尿病は初期では特に症状が出ないことがほとんどです。糖尿病が続くと、口が乾く、尿量が多い、体重が減る、疲れやすいなどの症状が出ることがあります。

膵臓のインスリンを産生する細胞も高血糖に弱く、高血糖が続くと攻撃され、やがてインスリンの分泌が減少します。ここまで進むと立派な糖尿病で、糖が組織に取り込まれず逆に痩せに転じます。

脂質異常症

脂質異常症は、悪玉コレステロール（LDL）、中性脂肪が高い状態です。かつては高脂血症と呼ばれていました。これに善玉コレステロール（HDL）が低い状態を加えて脂質異常症と呼ばれるようになりました。動脈硬化というと通常、どろどろの血液が血管壁に潜り込んでヘドロのように積もった状態です。このどろどろの粥腫の正体は悪玉コレステロールが免疫細胞に貪食《どんしょく》されたものです。中性脂肪が高いと悪玉コレステロールのうち、特に小さい悪玉コレステロールが増えて、動脈硬化になります。

コレステロールは食事から摂取されるのは三〇パーセントで、残りの七〇パーセントは肝臓で作られます。肝臓で作られたコレステロールはLDLとして組織に運ばれます。LDLは悪玉コレステロールという名前がついてしまいましたが、コレステロールの行きの運搬屋です。HDLは組織で余ったコレステロールを肝臓に戻す帰りの運搬屋で掃除屋です。LDLが多いと組織、特に血管でコレステロールが余ってしまい、粥腫のもとになってしまいます。HDLはコレステロールを運びさり、動脈硬化を抑制します。このためHDLが少ないと動脈硬化が進行します。

肥満の人は中性脂肪やコレステロールを含む食品を多く食べるため、脂質異常症になりやすくなります。また、肥満にはインスリン抵抗性を伴うことが多く、肝臓で中性脂肪が多く作られてしまいます。また、ＨＤＬの生成も少なくなります。

糖尿病では余ったブドウ糖が使われず脂肪になりやすくなります。また、インスリンの低下によって組織での中性脂肪の分解が悪くなります。これにより中性脂肪が増えてしまいます。また、ＨＤＬも低くなりがちです。糖尿病の高血糖は悪玉コレステロールを酸化させやすく、粥腫ができやすくなります。

第四章　守ろう血管

人の寿命は環境で決まる

遺伝子的には同一の双子の寿命が研究によると、**寿命の七五パーセントはライフスタイルや日常の習慣に関わり、遺伝子に左右されるのはわずか二五パーセント**とのことです[14]。かつての沖縄を含めた世界の長寿の地域に共通するのは、摂取カロリーを控えること、野菜や果物の植物性食品を食べることです。そのほかには適度な運動をする、人とつながり、心を穏やかにすることが挙げられます。**血管を守り寿命を全うするのに、いかに生活習慣を含めた環境が重要かおわかりでしょう。**

一　食べ物は一番大事

健康長寿県、沖縄の没落

二〇二〇年の厚生労働省の調査で、沖縄県民の平均寿命の都道府県別の順位は、女性が一六位に、男性が四三位に後退したことがわかりました。沖縄県の平均寿命は女性が八七・九歳、男性が八〇・七歳でした[15]。平均寿命は少しずつ延びてはいますが、他県と比較すると延びはわずかで順位はどんどん後退しています。特に問題なのは働き盛り世代の死亡割合が高いことで、死亡原因の一位は血管関連疾患（脳内出血、急性心筋梗塞、くも膜下出血など）であることです。**沖縄は若年者ほど寿命が短い**という結果が算出されました。

かつて沖縄は長寿県として知られ、一九九五年には大田昌秀知事（当時）が「世界長寿地域宣言」を出すに至っています。二〇〇四年、ＴＩＭＥ誌が沖縄の健康長寿を特集し、〝１００歳まで生きる方法〟というタイトルで表紙を飾ったという話は今ではまるで嘘のようです[16]。

一体沖縄で何が起きているのでしょうか？　戦後アメリカの占領下で急速に食のアメリ

カ化が進んだことが原因と考えられます。医食同源のヘルシーな伝統食から、ハンバーガー、フライドポテトなどのファストフード、安いポークランチョンミートを使った、油が多くカロリーの高い料理へ激変しました。三四〇グラムのポークミート缶のカロリーは驚くべきことに一〇八八キロカロリーもあります。**日本一の長寿県だった沖縄は今や日本一の肥満県**という不名誉なレッテルを張られています。小五男子の一八パーセントが肥満で、まさに沖縄クライシスです。

沖縄のヘルシーな伝統食は、ゴーヤ、島らっきょう、パパイヤなどの野菜、島豆腐などの大豆食品、もずく、コンブ、ウミブドウなどの海藻類、シークワーサー、マンゴーなどの果物がたくさん使われます。主食は主にさつまいもだったようです。豚肉が使われますが、一旦ゆでて余計な脂や臭みを落としてから使用するので健康的です。そもそも豚肉の摂取量は少なく、全体としての動物性食品は控えめです。かつお節や豚、コンブから旨味成分たっぷりのだしをとって料理に使うので塩分は少なめです。炭水化物が多く、たんぱく質、脂質は少なめですが、全体としてのカロリーがかなり少なめになっています。

今の沖縄県民の食生活の特徴は、脂質のとりすぎ（全カロリーの三〇パーセント以上）、塩分のとりすぎ、野菜不足です。さらに、多量飲酒も加わって内臓型肥満の人が激増し、メタボリックシンドローム、糖尿病から血管病につながっています。

いかに食生活で人の寿命が変化するかよくわかる例だと思います。食べたいものを食べるのはいいのですが、寿命を削ってまで食べるのはいかがなものでしょうか？

それではここで、「血管を守るための食べ方」についてご紹介しましょう。

ゆっくり食べる

〝ゆっくりよく噛んで食べましょう〟、と子供のころ給食のときに先生から言われたことはありませんか？　ゆっくりよく噛んで食べる習慣は、何を食べるかよりも重要です。よく噛んで食べると、食べる量を減らすことができます。逆に言えば早食いイコール大食いですので、早食いは肥満の原因になります。血管アンチエイジングの最も重要な食習慣は少なく食べることなので、早食いの習慣は血管老化を早めてしまいます。

食事をして血糖値が上がるには、すなわち食べ物が消化吸収されるのに一五分くらいかかります。血糖値が上がると脳の満腹中枢が満たされて〝お腹がふくれた〟と満足できます。**一五分以内に食べ終わってしまうと、血糖値が上がる前に食べ終わってしまうのでたくさん食べすぎてしまいます。**早食いで血糖値を急に上昇させてしまうと糖の組織への吸収が悪くなり、血糖を下げる働きのインスリンの働きを弱めてしまい、**肥満や糖尿病の原**

因になり、メタボへの道を進んでしまいます。

よく噛んで食べると、噛むために顎の筋肉を使います。顎の筋肉をたくさん使うと脳の満腹中枢を満足させます。口の周りの筋肉が鍛えられると発声がよくなり、表情豊かでたるみのない美しい顔を維持できます。また、脳の血流が増えるので子供なら脳の発育、大人なら認知機能の維持に役立ちます。

よく噛んで食べると口の中に唾液がたくさん出てきます。唾液は一日に一リットル以上分泌されています。唾液にはさまざまな抗菌成分が含まれていて、直接細菌やウイルスをやっつけるリゾチームや免疫物質が含まれています。よく噛むことで唾液がたくさん出て口の中の食べかすや細菌が洗浄されるので、虫歯になりにくくなります。歯の付け根に食べかすが残ってばい菌が繁殖して起こる歯周病も、唾液の働きで予防することができます。

唾液には消化酵素が含まれています。白いご飯をよく噛んでいると、だんだん甘くなってきます。これは唾液中のアミラーゼという消化酵素がご飯の中のデンプンを分解して糖分にするためです。よく噛むと口の中で消化が始まり、胃腸の負担を減らすことができます。胃腸を壊して医者にかかると消化のよいものを食べなさいと言われます。お粥が腸にやさしい代表的な食べ物ですが、トロトロによく煮た食べ物は消化酵素で分解する必要が少ないので消化がよい食べ物です。よく噛んで口の中でトロトロになった食べ物はよく煮たものと同じく胃腸にやさしく、消化によいわけです。

早食いは短命といわれますが、早食いの人はあまり噛まずに食物を飲み込んでいます。テレビで大食いの番組がありますが、ほとんど噛まずに胃の中に流し込んでいます。もし、よく噛んでいたら顎が疲れるし、すぐにお腹が一杯になってたくさん食べることはできません。膵臓の正常な人なら血糖値の上がりすぎを防ぐため、インスリンが一気に上昇しますが、時間が経つと血糖値が下がってまた食べられるようになります。その結果いずれ肥満になりますし、一旦肥満になると今度はインスリンがいくらあっても糖分が組織に取り込まれなくなって一気にメタボになってしまいます。

血管を守るため、早食いは禁物です。**一口一口よく味わって三〇回以上噛みましょう。**食事は生活の楽しみの一つです。友人や家族と会話しながらゆっくりと食事をすると食事がおいしいうえ、心も体も健康に保ち、血管の老化を防ぐことができます。

おいしく食べる

おいしさは舌で味わいます。舌には味蕾《みらい》という味を感じるセンサーがあります。このセンサーで感じることのできる味は、甘味、塩味、酸味、苦味、旨味の五つです。そのほかには辛味は痛覚を介して、渋味は物理的な収れん感覚で補助味に分類されています。生理学的にはそれぞれの味にセンサーがあって反応するわけですが、味わいとしては組み合わせが重要になります。いくら塩辛い味が好きな人でも、食塩をなめておいしく感じるわけではありません。甘党の人でも、砂糖をなめて満足する人はいないでしょう。味付けの組み合わせで生まれる味わいこそ料理の妙で、高血圧のため塩分制限が必要な人でもおいしく食べられる味付け、レシピはたくさんあります。甘味を抑えたダイエット用お菓子など、おいしく食べる方法は工夫次第です。

匂いもおいしく食べるために大切です。うなぎ屋さんの香ばしい香りは食欲をそそります。うなぎ屋さんの隣家でうなぎの焼ける香りだけでご飯を食べてお金が貯まったという落語の小話があるくらいです。

見た目も大事です。日本食では野菜の角を落として見た目を美しくする面取りという下ごしらえがあります。フードロスの観点からはもったいないのですが、料亭や割烹で出される野菜の煮つけは見た目にもおいしく、口に運ぶと味もおいしくて満足します。

私が母を連れてみんなでお寿司屋さんに行ったときの経験です。そのとき母は歯が悪く、入れ歯の調整がうまくいっていませんでした。歯がないのでお刺身を母の分だけたたきにしてもらったところ、せっかくのマグロや白身の身が単なるみじん切りになって出てきました。たたきにしてくださいと頼んだので当たり前です。もちろん口の中に入れてしまえば味は同じです。普通のお刺身もよく噛んでしまえば同じようになるはずですが、見た目が全くおいしそうでないどころか、まずそうに見えました。母は食べていましたが、いかに見た目のおいしさが大事か、よくわかったエピソードです。色彩も大事です。国や民族によっておいしく見える色彩は異なりますが、彩り豊かな食材と盛り付けは食欲を誘います。

音や食感、歯ごたえもおいしさの要素になります。新鮮なリンゴを食べるときのシャリッとした音や、揚げ物を食べるときのサクサクした音、キクラゲや軟骨、ツブ貝のコリコリした音や歯ごたえ、クラッカーやポテトチップスのパリパリ感は、それらの音や食感がないと台無しです。水で濡らしたポテチを想像してください。味としては同じはずなのに食べる気が起きません。**食感は歯の付け根の圧力センサーで感じますが、歯が抜けて入れ歯になってしまうと本来の歯ごたえを味わうことはできません。歯の衛生を保って自分の歯を大事にしたいものです。**

楽しく食べる

食欲は生きるために大事なヒトの欲求です。しかし、急性の強いストレスにさらされると食欲はなくなってしまいます。大事な試験のとき、胸はドキドキして、顔がほてり、手に汗握ります。このように急性のストレスが加わって交感神経が興奮すると食欲は消失します。これから戦場に向かうときと同じ反応ですから、食事をしている余裕はないわけです。

私は外科医ですが、「長時間の手術のとき、お腹が空きませんか」とよく聞かれます。実際、術者は空腹は感じないしトイレにも行きません。交感神経が極度に高まると疲れや眠気すら感じません。この後、無事手術を終え、急性のストレスがなくなるとリラックスして、急に空腹感を感じます。まさにこのときが絶好の食事時なわけです。しっかり仕事をし終えた後の食事は本当においしいものです。私としてはビールでもあれば最高です。このとき一緒に手術をした仲間とリラックスして語りながら食事をすると、食べたものの内容とは関係なく、本当に充実感と満足感を感じます。私にとって楽しく食べるとはまさにこのような食事のことで、食欲を満たし満足感が得られて心も元気になります。

もちろん、大切な友人や同僚、家族と会話を楽しみながらゆったり食事をするとリラックスできるし、よりおいしく食べられるし、心が元気になります。

慢性のストレスは食欲に影響します。ストレス状態が続くと脳は食欲を増進させ、脂肪を蓄え、来るべき闘いに備えようとします。ストレス太りは本来理にかなったヒトの反応なのですが、甘いものやアルコールでストレス解消するとまずいことになります。やけ食い・無茶食いまでになるとどんどん太ってしまい、メタボへの道を邁進することになります。**せっかくの楽しみである食事で体を害することのないよう、ストレス解消は食べ物ではなく、スポーツなど別の方法を持つのがよい**と思います。

子供のころ、お父さんのお仕事の帰りを待って晩御飯を一緒に食べたことがありませんか？　大好きなお父さんとの晩御飯はとてもおいしかったことを、私自身今も思い出します。楽しく食べるとはまさにこのことを意味し、何を食べようと元気になれます。

順序よく食べる

血糖値スパイクと呼ばれる、**不健康に血糖値が上下する状態**があります。糖尿病とは診断されていないのに食後一、二時間で血糖値が上がりすぎてしまう状態です。膵臓の機能が弱っていたり、インスリンの効き目が弱ったりしていると食後血糖が急激に上昇することになります。インスリンが出てもすぐには効かないと、高血糖のあと急に血糖値が下がることになります。このような血糖値が激しく上がったり下がったりすると血管に大きなダメージを与えることになり、血管の老化を早めてしまいます。**食後のみの高血糖のため、健康診断の空腹時血糖ではわからない**ので隠れ糖尿病として発見されないことがあります。

血糖スパイクを起こしやすい人の特徴は、糖分・炭水化物を中心にたくさん食べる、早食

い、**運動不足の人**です。

この**食後高血糖を防ぐための食事の食べ方があります。ベジファーストという野菜から先に食べ、ご飯やパンなどの糖質を含む主食を後回しにする食べ方**です。野菜には食物繊維が含まれていて、先に胃腸の中に食物繊維を送り込むと炭水化物などの糖分の吸収がゆっくりになります。このため、血糖値の急な上昇を抑えてくれるのです。**食べる順番として野菜が最初で次に主菜の肉や魚、最後にパンやご飯などの炭水化物**というのがベジファーストの食べ方です。よく考えてみると、西洋料理のフルコースはまさにこの順番に供されます。最初にサラダや野菜のスープ、主菜、最後にデザートです。和食でも、前菜は野菜主体で、揚げ物や焼き物の主菜があり、ご飯は最後に供されます。伝統的な食事の供され方は人間が長い間かけて得てきた血糖値スパイクを防ぐ知恵なのです。ゆっくり食べることも血糖値スパイクを防ぐ大事な方法です。ゆっくり食べ物が吸収されれば血糖値が急激に上昇することはありません。

どうするダイエット?

肥満はメタボの元凶であり、メタボの人はダイエットが必要です。肥満の人でなくても、**血管老化を防ぎ、健康であるためにはカロリー制限が必要**です。さまざまなダイエット法があり、私の知る限り、卵ダイエット、チョコレートダイエットなどとても体重を落とすことができるとは思えないダイエット方法が流行ったことがあります。何か特別なものを食べると痩せるという魔法はありえず、食べたものがなにがしかのエネルギーを持てば、その分必ず太ります。ダイエット方法に王道はなく、地道な努力が必要です。

体重を減らすダイエットは、食べる量の全体を減らして総カロリーを抑えるのが基本です。しかし、この方法ですと、たんぱく質不足になって筋肉量が減少してしまう心配があります。最低限のたんぱく質を摂取するとなると、減らせるのは炭水化物か脂質です。どちらを減らすのがいいかは状況によりますが、**炭水化物は通常総カロリーの五〇パーセントを越えているので減らしやすい**といえます。主食のコメやパンなら食べる量を減らすのは比較的簡単ですし、糖質を控えることを意識すると、スイーツなどの甘いものを控える動機になるのでわかりやすいと言えます。

一方、**ローファットダイエット**はどうでしょうか？　脂肪はカロリーが高いので**脂肪を減らすとカロリーを減らす効率が高い**と言えます。ただ、自分で毎食調理して用意するのなら脂肪を減らすことはできますが、外食が多いと脂肪を減らすのは容易ではありません。メニューの選択で揚げ物、てんぷら、炒め物、洋菓子を食べないようにすることを心がけます。脂質は肉や魚、卵などの動物性食品にはもともと含まれています。**たんぱく質は減**

らさないようにして余計な油をとらないようにしましょう。

ローカーボ、ローファットどちらがいいの

ヒトで行われた**ダイエットの実験では、ローカーボ（低炭水化物）のほうが体重減少の効果が大きかった**とのデータがあります[17]。特に初期ではローカーボのほうが肝臓や筋肉のグリコーゲンの減少効果が大きいので体重の減り方が早いです。減らす食品も主食のパンやご飯、デザートのスイーツを減らすなどわかりやすいので、ダイエットの方法としては行いやすいとも言えます。

ダイエット中だからお昼はソーセージしか食べませんという方とお会いしたことがあります。極端なローカーボダイエッターということですが、脂肪でカロリーをまかなう場合、動物性脂肪を多くするとコレステロールは上昇し、塩分はとりすぎになります。仮に肥満は防げたとしても動脈硬化を進行させてしまうことになり、結果的に不健康になります。何ごとにもほどほどが大事です。実際のところ**体重を減少させて維持するにはダイエットのみでは大変で、運動と組み合わせることが効果的です。**

ダイエットを成功させるには炭水化物であれ、脂質であれ摂取カロリーが消費カロリーを下回る必要があります。脂肪を燃やして痩せるのは空腹感との闘いです。空腹感を我慢しすぎると、反動で食べすぎてしまいリバウンドの原因になります。また、食欲は人間が生きていくための根源的な欲望で、空腹感にいつまでも耐えられるものではありません。

私の絶食体験

私は細菌性腸炎で入院した経験があります。そのときは絶食を指示され、点滴のみでした。発症後三日目には腸炎は治まり、極端な空腹感に襲われました。主治医の先生は、血液検査の結果で食事を開始するかどうか決めるとのことでした。すでに腸炎から回復し二日間も何も食べていないうえ、細菌との闘いでカロリーを消費していて、腹が減って腹が減ってしょうがない、つらい経験をしました。飢餓が原因で人が暴動や殺人を起こすことがあることが初めて理解できたし、空腹で喘いでいる患者に食べさせない主治医の対応には本当に腹が立ちました。

空腹感はいつまでも我慢できるものではありません。そこで、**小腹が空いたとき無理に我慢せずに効果的におやつを食べることが大切です。**もちろん、カロリーの高い洋菓子、油で揚げたチップス、せんべいなどは禁物です。そこで**おすすめは、果物、ナッツ、豆類です。ヨーグルトも糖分を控えめにすれば問題ありません。**果物に無糖ヨーグルトをかけてトッピングにナッツをのせると血管アンチエイジングに役立つダイエット向きの立派なデザートになります。

ダイエットの目的

ダイエットの目的をもう一度確かめましょう。くびれたウエストを手に入れてビキニを着ることですか？　太くてぱんぱんに腫れた足を細くすることですか？　出っ張ったお腹を引っ込めることですか？　女性にとってスリムでメリハリのある体形は永遠の課題です。

肥満が糖尿病、高血圧、脂質異常症をはじめ健康を害することは強調してきました。肥満でなくても、もう少し体重を落としたいと考えている方も多いでしょう。**最も重要なことはダイエットによって見た目だけでなく全身が健康になること**であると思います。健康であれば、生活習慣病とは無縁で動脈硬化になることもありません。全身の細胞が生き生きと若々しければお肌も美しく若返るというものです。余計な脂肪を落として健康で元気に美しくなってください。

血管を若くするために何を食べるか

私たちの体は、すべて自分が食べたものからできあがっています。今まで何を食べたかによって体が変わってくるのは当然です。骨のように固くて変わりがないように思える体の組織でさえ、一年に五分の一が作り変えられ、約五年で全く新しい骨に生まれ変わります。最も生まれ変わりの速い腸の上皮はわずか一、二日で新しい細胞に生まれ変わります。血液のもとである造血幹細胞の寿命は数日で、血管内皮細胞は一〇〇〇日の寿命です。古い細胞は死んでしまって吸収され、全く新しい細胞に生まれ変わっていきます。新しい細胞、組織の原料はすべて食べ物由来です。

もともと日本人は動脈硬化の少ない民族です。その主な理由は日本の伝統的な食生活にあります。脂肪の摂取が少なく低カロリーで、野菜、海産物、魚、大豆や大豆製品、米を主体にしてきました。世界に誇る日本の長寿は伝統的な日本の食生活によることが大きいのは、どなたにもご理解いただけるでしょう。

長寿地域である地中海沿岸で食される**地中海食も健康な食習慣**として知られています。特徴は、**野菜、果物、ナッツ、豆類を豊富に使い、肉は少なめで魚を食べ、オリーブオイル・ビネガーをたくさん使い、全粒粉などの未精製の穀物を使う**ことです。地中海食の場合、油の摂取量は日本食と比べると多めですが、オリーブ、魚、ナッツに含まれ健康によい不飽和脂肪酸が含まれた油を使います。全般としてのカロリーは控えめです。地中海沿岸では、野菜は、トマト、ナス、ズッキーニ、パプリカなど、地中海の太陽の日差しを受けて元気に育った緑黄色野菜が中心です。果物はワインの原料であるブドウやプルーン、桃、いちじく、メロンなどが食されています。

地中海沿岸国のギリシャやトルコではヨーグルトがたくさん食べられています。発酵の過程で水を切ったギリシャヨーグルトは世界の五大健康食品に選ばれています。ギリシャヨーグルトはチーズのような濃厚な味わいで、クリームチーズの代わりに料理に用いるとヘルシーで濃厚なコクのある味わいとなります。

植物を食べよう

日本食、地中海食に共通するのは野菜、魚、豆類をたくさん食べることです。地中海食では果物もたくさん食します。野菜、豆類、果物を合わせた植物は栄養が豊富で、常に細菌、昆虫、微生物が食べ物として狙っています。植物だって食べられたくありません。しかし、捕食者から走って逃げたり、闘うことはできません。そこで、植物は身を守るために、捕食者にとって有害な物質を合成しているのです。

捕食者以外にも、強い太陽の光のうち紫外線は活性酸素を作り出し、植物を攻撃します。紫外線から身を守るため、植物は皮にさまざまな色素を蓄えています。ナスの紫色、トマトの赤色、ブドウの紫色など、植物が紫外線から身を守る色素はヒトにとっても食用することで体を守ってくれます。これらの植物中の化学物質のうち**ヒトにとって有益なものは**

ファイトケミカル（phytochemical）と呼ばれています。コーヒーの苦味やブドウの皮の渋味のポリフェノール類、ブルーベリーの紫色のカルテノイド類、玉ねぎ、にんにくの刺激臭の含硫化合物は、少量であればヒトの体に大変よい、健康的な働きをします。

野菜・果物には食物繊維がたくさん含まれています。食物繊維自身は腸ではほとんど吸収されず、ウンチのもとになりますが、脂肪や糖の吸収を抑える働きがあります。腸内には一〇〇〇種類以上、人間の体の細胞数よりも多い一〇〇兆個もの細菌がいるといわれています。この腸内細菌のエサになるのが食物繊維です。体によい作用をもたらす善玉細菌には食物繊維がエサとして必要で、**食物繊維をたくさん食べることで善玉菌を増やして腸内環境を整えることができます。**植物をあまり食べず、動物性の食品ばかり食べていると悪玉菌が増えてしまいます。

腸では腸内細菌とヒトは共生しています。私たちが生命を維持するのに腸内細菌は大切なパートナーです。腸内細菌の種類は大変多く、体によい働きをする善玉菌、体に悪い働きをする悪玉菌、どっちつかずの日和見菌の三つに分けられています。善玉菌ばかりになるといいかというとそうでもなく、バランスが大切です。ヒトからみるとあまりよくない働きのような悪玉菌でさえ、善玉菌や日和見菌にとっては大切なパートナーです。

腸内細菌は、食べ物の消化や吸収を調節してくれます。免疫力をアップして病原体から体を守ってくれます。また、ビタミンK、葉酸など体によい働きがある物質を発酵によって作ってくれるものもあります。中でも、ビフィズス菌や乳酸菌などの善玉菌は、食物繊維のうち水に溶ける水溶性食物繊維を分解発酵して乳酸や酪酸などを作り出し、腸の中を酸性に保つことで腸を元気にし、有害な細菌の侵入を阻止して感染症にかかりにくくしてくれます。

腸内細菌はヒトの体にとって有用ですが、腸から体内に入れば外敵と判断されて免疫反応により排除されます。腸内に腸内細菌とヒトが干渉しないようにするため、大腸からは粘液が分泌されてバリアーを形成しています。このバリアーが少なくなったりすると腸内細菌が腸に侵入して腸は炎症を起こしてしまいます。

野菜、果物はもともと塩分が少なく、カリウムが豊富です。**カリウムには利尿作用があり、排塩効果があって血圧を下げて余計なむくみをとってくれます。**体内の塩分量が減ると体液の量が減ります。このため、心臓や腎臓の負担を軽くしてくれます。果物は甘味が強いですが、果糖が主体で、普通のお砂糖（ショ糖）に比べるとカロリーは三分の二くらいとヘルシーです。

海産物もよい

魚は良質なたんぱく質を含みます。海で育った魚には海水に含まれるカルシウムなどのさまざまなミネラルが含まれています。**魚の油にはコレステロールを下げたり、炎症や血栓予防の働きのあるオメガ3系の不飽和脂肪酸が含まれています。**

牡蠣、アサリなどの**貝類には、不足しがちな、亜鉛、マグネシウムなどの微量元素が豊富**です。**海藻類にも不足しがちなミネラルがたくさん含まれています。**

海藻は腸活に必要な食物繊維も豊富です。食物繊維のうち、水に溶けない不溶性食物繊維が含まれていて、脂肪、炭水化物の吸収を抑えてくれます。海藻のぬるぬるは水溶性食物繊維です。善玉菌のエサになって乳酸、酪酸などを産生し、腸内を酸性に保ち、悪玉菌の増殖を抑え、免疫力が高まります。

発酵食品は最高

食品を発酵させて作られた発酵食品は健康食品のうえ、日持ちがします。大豆から作られる、**味噌、醤油や納豆は日本の誇る健康食品**です。発酵食品は、ビフィズス菌、乳酸菌、納豆菌などの発酵菌自体が善玉細菌の仲間で、プロバイオティクスと呼ばれます。生きて腸に届くと腸内環境を整えて善玉菌として活躍してくれます。たとえ、腸にたどり着く前に死んでしまっても免疫力をアップしたり、腸の働きを整えてくれます。善玉菌は、肥満を予防したり免疫を強めます。ビタミンKは腸内でも発酵して作られますが、納豆には大豆からの発酵過程で作られた、ビタミンKがたくさん含まれています。

味噌の美白効果

味噌を作っている人の手は白くすべすべしているといわれます。味噌の美白効果ですが、これは味噌に含まれる遊離リノール酸の作用とのことです。遊離リノール酸は、メラニン合成に必要なチロシナーゼという酵素が作られないように働きます。すなわち、シミの原因であるメラニンが作られなくなります。

また、**味噌に含まれるビタミンE、イソフラボン、サポニン、褐色のメラノイジンといった抗酸化物質が美白に寄与している**といわれています。大豆を発酵させることでイソフラボンが吸収されやすく変化するので、女性ホルモンのエストロゲン様作用による肌のハリや髪のツヤを改善する効果も期待できます。**赤味噌のほうが白味噌よりもイソフラボンが吸収されやすく変化し、栄養も豊富**です。

私の郷土の愛知県三河地方は赤味噌が有名です。徳川家康が生誕した岡崎では岡崎八丁目で八丁味噌が作られています。色は黒に近いほど濃く、強い塩味ですが、旨味も強く濃厚な味わいです。愛知県では、味噌おでん、味噌カツ、味噌煮込みうどんなどの赤味噌を使った料理が有名で、愛知県人のソウルフードです。味噌汁といえば当然赤味噌です。

愛知県で生まれ育った私は、北陸のお寿司屋さんで赤だしを頼んだとき、「うちは味噌汁です」といわれ白味噌の味噌汁が出てきたときは本当にびっくりしました。お寿司屋さんは日本全国赤だしを提供するものと思い込んでいたのです。

愛知県地方にはチューブに入った砂糖入り赤味噌調味料が売られていて、マヨネーズの代わりに野菜やさまざまな調理に使われます。愛知県西尾市出身の私の父は、この赤味噌調味料（商品名、つけてみそかけてみそ）を常に持ち歩いていて野菜でも何にでもつけて食べていました。赤味噌の濃厚な味に慣れてしまうと、甘い白味噌はまろやかすぎて、食べた気がしないほど。赤味噌は、くせになるおいしさです。しかも、白味噌よりも栄養が豊富で健康効果も優れているので、ぜひお試しください。

お茶もいいよ

日本では緑茶が飲まれています。**緑茶にはカテキンという抗酸化作用、抗菌作用のあるポリフェノールが含まれています。**静岡県など、お茶の消費量が多い地域に胃がんが少ないと報告されたことがありますが、カテキンの抗菌作用が胃がんの原因である胃の中のへリコバクターピロリを殺菌するためであると考えられています。

飲もうよ、抹茶

茶葉を粉末にした抹茶には、緑茶より多くの栄養が含まれています。**抹茶一杯には緑茶の二倍のカテキン**が含まれています。抹茶に含まれるテアニンには興奮を鎮めて緊張を和らげる効能があり、それにより心身をリラックスさせる効果が期待できます。抹茶を飲むとほっとした感じがするのは、このテアニンによる効果です。抹茶にはカフェインが多く含まれていますが、テアニンはカフェインによる興奮作用を緩和してくれます。また、緑茶よりもビタミンCが豊富なうえ、緑茶にはないビタミンKも含まれています。抹茶は茶葉なので、食物繊維も豊富です。

私の郷里、愛知県西尾市は抹茶の産地として有名です。子供のころ西尾在住の祖母から抹茶を飲まされて、大人はどうしてこんなに苦いものを飲むのだろうと不思議に思った記憶があります。祖母は抹茶の健康効果を孫に伝えようとしたのでしょうか？　西尾抹茶は最近ではブランドとしてスイーツに使われることが多くなっています。みなさんもぜひ抹茶を日常に取り入れてください。

さまざまな食品に体によくて血管アンチエイジングに役立つ成分が含まれています。これらの詳細は後に詳しく述べるとして、ここでは特におすすめの食品を示します。

◇日本の誇る健康食品、大豆

大豆は「畑の肉」ともいわれます。たんぱく質が多く含まれ、乾燥大豆の約三〇パーセントはたんぱく質です。しかもアミノ酸の組み合わせが動物たんぱくによく似ていて必須アミノ酸がすべて含まれています。四分の一の脂質のうち、体によい不飽和脂肪酸が豊富です。脂質を改善し炎症を抑えて、血管老化を防いでくれます。

カルシウム……大豆にはカルシウムが豊富です。カルシウムは骨を丈夫にします。不足すると、高血圧、糖尿病、血管の石灰化を起こします。**日本人には不足しがちなカルシウムは大豆を食べて補いましょう。**

食物繊維……大豆には食物繊維が豊富です。善玉菌を増やして腸内環境を整えましょう。

レシチン……乳化することでコレステロールを下げ、動脈硬化を防ぎます。また、レシチンは神経伝達物質アセチルコリンの材料です。記憶に関係の深い物質で、認知機能を高めます。レシチンの構成成分であるコリンは、肝臓での脂質が蓄積されるのを防ぐため、脂肪肝などを予防します。

サポニン……泡立つ性質を持っていて、大豆をゆでたときに出る泡やアクの中に多く含まれています。サポニンは抗酸化作用があるうえ、咳を抑え、痰を除去する働きや、脂肪肝を抑える働きもあります。

イソフラボン……女性ホルモン、エストロゲンに似た構造を持っています。女性では骨粗鬆症や更年期障害を改善します。男性では前立腺がんの予防効果が期待できます。

オリゴ糖……三つ以上の糖が結合したものでヒトでは消化できません。腸まで分解されずに到達して腸内細菌のうち善玉菌といわれるビフィズス菌などのエサになり、善玉菌を増やし、免疫を高めます。

・納豆はさらによい

納豆の材料は大豆なので大豆の栄養はそのままに、納豆菌の腸内での働きが期待でき、腸内環境を整えます。発酵することでビタミンKが作られ、骨を丈夫にして、血管の石灰化を防ぎます。**一日一パックの納豆を食べて、骨や血管、全身の健康を保ちましょう。**

◇海のスーパーフード海藻

海のスーパーフードと呼ばれることがあるのが海藻類です。もずく・ワカメ・コンブ・

メカブの**ぬめり成分は、水溶性食物繊維のフコイダン**と呼ばれます。腸の中で吸収されることなく、ゼリー状になって**コレステロール、脂質、糖分、塩分の吸収を抑えます。**ワカメなどには不溶性食物繊維もたくさん含まれています。食物繊維は便通をよくして、大腸がんを抑える働きがあります。腸内細菌のうち善玉菌を増やしてくれます。不足しがちな、カルシウム、マグネシウム、ヨードなどのミネラルが豊富に含まれています。

また、少量ですが、血管にやさしいオメガ3系脂肪酸ＥＰＡも含まれていて、海藻をエサにする魚のＥＰＡはもとは海藻由来です。私たちの先祖はもともと海にいました。海水には生命を維持するすべてのミネラルが含まれています。その海水で育まれた海藻がヒトの体にいいのは当然といえます。

◇山の恵みキノコ

ある種のキノコががんに有効であると知られているように、**キノコには免疫力をアップする働きがあります。**β－グルカンは食物繊維の一種ですが、免疫細胞の働きを活発にするとされています。キノコにはビタミンＤが豊富です。**買ってきてからでも直射日光にあてるとビタミンＤを増やすことができます。ビタミンＤはカルシウムの吸収を促進してくれる**成分で、カルシウムの吸収が促進されることで丈夫な骨を作り出したり、筋肉の発達にも作用します。

食物繊維がキノコには豊富です。腸内環境を整えてくれるうえ、血糖値上昇の抑制や血液中のコレステロール濃度の低下などの効果が期待できます。

◇魚を食べよう

イワシ、アジ、サバなどの青魚にはオメガ3系脂肪酸が豊富です。小型魚は金属汚染の心配が少ないので特におすすめです。**動脈硬化や炎症を抑えるだけではなく、脳の機能の改善が期待できます。**カルシウム、マグネシウム、リンなど骨の形成にとても重要なミネラルも豊富に含んでいるため、骨を強くしたい方におすすめです。またビタミンDも豊富に含んでいてカルシウムの吸収がよくなります。

食物連鎖で大型の魚は小型の魚をエサにして成長します。大型の魚は小魚を食べ続けて、ヒトには毒性の強い水銀が蓄積されていきます。水銀は神経毒で、妊婦さんでは摂取量の上限がメカジキ、クロマグロでは週に八〇グラムと決められています。**脂の乗ったマグロ**は大変おいしいですが、**週に一回までと決めましょう。**魚の油は不飽和脂肪酸が多く、健康によいのは間違いありませんが、カロリーが高いので**食べすぎれば肥満のもと**ですので注意しましょう。

サーモンは淡水で養殖され、生食が可能です。鮭は海洋で捕獲され、生食の場合アニサキス中毒の心配があります。**サーモンと鮭は基本的には同じ魚**です。この魚のエサは藻類とエビです。**身のピンク色はエビのアスタキサンチン**という赤い色素の色です。アスタキサンチンは**抗酸化作用の強い物質で、美肌効果や抗老化作用が期待できます。**他の魚と同様にＥＰＡ、ＤＨＡのオメガ３系脂肪酸が豊富です。ビタミンＤも豊富に含まれています。エサが魚類ではないので、水銀などの金属汚染の心配が少ないのも安心です。

◇完全栄養食品、卵

卵にはたんぱく質が豊富に含まれています。**ヒトが合成できず食物から摂取する必要のある必須アミノ酸はすべて含まれています。**卵には抗酸化力の強いビタミンＡやビタミンＥが豊富に含まれています。ビタミンＣは含まれていませんが、トリでは自分で合成できるからです。卵の白身に含まれるリゾチームは免疫力を高める効果が期待できます。また、リゾチームには細菌の細胞膜を破壊して、殺菌効果があります。

卵の難点は栄養価が高すぎることです。コレステロールが豊富に含まれていてあまり食べないほうがよいといわれたこともありました。有精卵であれば一匹のひよこに育つほど豊富な栄養分が含まれています。コレステロールは細胞膜やステロイドホルモンの成分なので生命を維持するのに必須の脂質ですが、ひよこ一匹分の細胞膜成分のコレステロールが入っているわけです。**コレステロールの高い人は食べすぎに注意**しましょう。

卵は料理に使うと料理にこくがプラスされ、大変おいしくなります。スープに卵を溶き入れてふわふわにしたり、炒め物にとろとろの半熟卵が入っていると大変なごちそうです。温泉卵を生野菜のサラダにのせてドレッシングをかけるとシーザーサラダ風になります。**ぜひ一日一個の卵を食べるようにしましょう。**

減らせ塩分

私たちの祖先はかつて海の中にいました。海水には塩分がたくさん含まれていて、この塩分を使って生命を維持する仕組みができあがりました。数億年前、私たちの祖先は陸上に生活の場を見出し、生活の場を移しました。そこには生命に必須の塩分がありません。乾燥した陸地で水分を補給すると塩分が圧倒的に不足します。そこで塩分を積極的に摂取し、塩分を失わない仕組みができました。

私たちの舌には塩味を感じるセンサーがたくさんあり、塩味を感じると脳が美味しいと感じ、嗜好を生むことになります。**塩味は生命維持に必須なので、おいしくて満足するということです。**また、腎臓が発達して、一旦濾過された塩分は再度吸収されて塩分をほとんど失わない仕組みを備えました。汗や尿から一・五グラム程度の塩分は失われますので、それ以上の塩分は生命を維持するのに不要です。最低必要量は二グラム程度で、実際病院で口から一切食べ物や水分をとれない人の点滴には、一日あたり二グラム程度の塩分しか含まれていません。逆に言うと塩分は一日二グラムとればよいということになります。アフリカには一切塩味をつけない部族がいて、その人たちは天然の食品から一日二グラム程度の塩分しか摂取しておらず血圧も上がらないとのことです。

体の中で血液の塩分濃度は一定に保たれています。塩分が体に増えると、増えた分だけ体の水分量が増えます。塩分と水分は一体です。塩分を過剰に摂取すると、その分血液中の塩分が増えると同時に水分も増えますので、血液量が増えてしまいます。その結果、血管がパンパンになって血圧が上がってしまいます。循環血液量の増大は血管のみならず、心臓にも負担をかけます。長期に及べば心臓がへたばって心不全になってしまいます。

今後日本では心不全患者が激増することが予想されていて、心不全パンデミックが到来するといわれています。心臓は大変丈夫な臓器なので、高齢になって最後の最後に弱るのが心臓で、心臓がへたばってしまった病気が心不全です。心不全は発症するまでは自覚症状がないことが多いので、**元気なうちから塩分を制限して、塩味が薄くてもおいしく食べる味付けを覚えましょう。**

塩分過多は腎臓にも負担をかけます。腎臓は濾過された塩分を再吸収して、本来ヒトにとっては大事な塩分を保持する働きがあります。塩分が多すぎると血圧が上昇し、腎臓の血管を傷めつけ、腎臓に負担がかかってしまうのです。

多すぎる血液は組織にも染み出して、リンパ液も過剰になります。リンパ液は主に皮下組織を流れています。塩分をとりすぎて体液量が増えると、リンパ液も増えて皮下組織がパンパンに腫れて、むくみとなります。

塩分摂取量の多い男性、特にいくら、塩辛、練りうになどの塩蔵食品の摂取量の多い方は胃がんの発症率が高いことが報告されています[18]。塩漬け食品には特にご注意ください。

・減塩のために

汁ものは具だくさんにしましょう。味噌汁などの汁ものはお茶碗一杯で塩分が二グラムくらい含まれています。減塩のために一日一杯を限度として、野菜などの具材をたくさん入れて汁の量を減らしましょう。汁の量が減るので味の濃さは同じでも減塩になりますし、塩分排出効果のあるカリウム豊富な野菜を食べることができ、一石二鳥です。

塩分の多く含まれている**麺類のスープは減塩のためには大敵**です。ラーメンやうどんにはどんぶり一杯で六グラム以上の塩分が入っています。血管をいたわるために、「塩水を飲んでも体に悪いだけ」と割り切って汁は残すようにしましょう。カップ麺も同じです。パッケージには塩分相当量として表示してあるので確認してみてください。小さなカップ麺でも思いのほか多くの塩分が含まれています。

使え香辛料

日本の伝統的な料理では香辛料はあまり使用せず、食材の味そのものをシンプルな味付けで楽しむレシピが多いです。味噌、醬油などの塩味が主体なので塩分が多くなりすぎてしまいがちです。**味にアクセントをつけるため、香辛料や薬味を加味して塩味が薄くてもおいしくいただきましょう。**しょうが、ねぎ、大葉、ミョウガ、大根おろし、にんにく、柚子、唐辛子、山椒などはよく使われ、和食との相性はとてもいいです。

辛味成分としてはカレーのターメリック、イタリアンに必須のオレガノ、万能のブラックペッパー、唐辛子の辛味の主成分は、アドレナリンの分泌を活発にさせ、カロリーの消費量を増やします。また、香辛料はそれぞれに薬効があります。中国では医食同源で、香辛料の多くは漢方薬の原料になっています。ヨーロッパのハーブは日本語に訳すと薬草という意味で、大変体によいものばかりです。ハーブは、食材を香りや味わいで料理をおいしくするだけでなく、体に対する効能をも備えていて、先人の知恵のたまものといえます。

かけるな調味料

料理を食べる前に、醤油やウスターソースなどの調味料をかけていませんか？　**量を決めないで調味料をかけていると、知らぬ間に多くの塩分を摂取してしまいます。**味付けなしの料理は基本的にはありません。そこで、まずは調味料を料理にかける前に食べてみてください。習慣で調味料をかけていた料理がそのままでもおいしく食べられると気づくはずです。それでも味が薄いと感じたら、少しだけ調味料をつけて食べてみましょう。調味料は別皿にとり、少しだけつけて食べるだけで随分と調味料を少なくできます。使った調味料の量も一目でわかります。

味が薄いと感じたときの裏技として、**うま味調味料**をかける手があります。かつて化学調味料と呼ばれ、体に悪いイメージができてしまった調味料ですが、実は天然素材から作られた食品です。体に害がないことは世界各国で証明されています。成分はグルタミン酸ナトリウムなので、少し塩分（ナトリウム）が入っていますが、食塩に比較すれば三分の一程度です。**少し食材にかけるだけでぐっとおいしくなるうえ、減塩になります。塩分の濃い調味料よりは、はるかに体によい**といえます。

塩分を排出せよ

生命の維持に必須の塩分（ナトリウム）を失わないよう、腎臓では一日血液から濾された尿分から九九パーセント以上のナトリウムを再吸収します。この際、**野菜や果物に多く含まれるカリウム**はナトリウムの再吸収を抑制します。つまり、カリウムはナトリウムを排出する作用があるのです。

農耕が始まり、人類は穀類や野菜をたくさん食べるようになりました。その結果、カリウムの摂取量が増えたためにナトリウムは排出が増えて不足することになってしまいました。ナトリウムをとる必要が増えて、塩分をとるようになったのではないかといわれています。現代では、塩味をおいしく感じるようになった人間の仕組みにより、塩分は摂取過剰になっています。**ナトリウムを排出してくれるカリウムを多く含む野菜や果物をたくさん食べて塩分を排出しましょう。**

二　運動しましょう

二〇一二年医学最高峰の雑誌『ランセット』に、運動不足は冠動脈疾患、糖尿病、乳がん、大腸がんの原因になっていて、全世界の死亡率の九パーセントを占めると報告されました[19]。

運動すると健康になる、すなわち運動不足は不健康である、ということは議論の余地がないでしょう。実際、アメリカでは「Exercise is Medicine ＝**運動は薬**」であるというコンセプトが米国医師会と米国スポーツ医学会によって提唱されています[20]。

元来、人間も動物であって食物を得るために体を動かすようにできています。つまり、肉体労働に向くような体です。狩猟にせよ農耕にせよ、生きるため＝食べるために肉体労働が必須であったのです。しかしながら、現代社会では食物を得るために体を動かすことはほとんど必要ありません。そのうえ、交通機関の発達、特に自家用車の普及により、歩く機会すら減ってしまいました。このため、体を動かすことで保たれていた体のバランスが崩れてしまったのです。

運動することで炭水化物や脂肪はエネルギーとして消費されます。そのため運動によって余計な脂肪組織が減ってスリムになります。運動することで筋肉は肥大します。安静時には肥大した筋肉がより多くのエネルギーを代謝するので、基礎代謝がアップします。運動が肥満を原因とするメタボリックシンドロームの治療に効果的なのは、これらの代謝の面からです。すなわち、「運動不足のためにメタボリックシンドロームになる」と説明するほうが本質的かもしれません。**運動不足と食べすぎが生活習慣病の根本的な原因です。**

運動の効果は代謝のみならず、多岐に及びます。高齢になると認知機能が低下しますが、運動習慣によって認知機能が維持されます。人と話すとか、本を読んだり知的活動をすることで認知機能が維持されるのは理解しやすいですが、ただ運動するだけで認知機能が維持されるのは不思議です。運動することで高血糖を防いで糖化ストレス、酸化ストレスを減らし全身の老化を防ぐばかりではありません。

運動すると、筋肉から脳の働きを活発にするマイオカインというホルモンが分泌されます。脳と筋肉の間の神経情報伝達を改善するばかりか、海馬という記憶に関わる部位にも働きます。マイオカインにはさまざまな種類のものが見つかっています。**運動習慣のある人は大腸がんや乳がんの発生が少ない**ことが知られています。これは**運動することでがんを抑えるマイオカインが筋肉から放出されるから**です。活発に活動する筋肉は強力な抗炎症作用を発揮するマイオカインを分泌します。運動しないと筋肉が活動しないため、マイオカインが分泌されません。マイオカインの分泌を促すためには、運動を継続して筋肉を増やしましょう。

進化論的に考えると

ヒト（人類）の祖先が、チンパンジーの祖先と分かれたのは数百万年前です。二足歩行を獲得し、手が自由に使えるようになり行動範囲が広がり、道具を使ったり狩猟ができるようになりました。その後、脳も大きく発達していきます。このときからヒトは二本足で移動することができるとともに遠くまで出かけて食べ物を得ることが日常の必然となりました。われわれは遥か昔の祖先から運動することが当たり前のＤＮＡを獲得したのです。

実際、現在のチンパンジーは木には登りますが、積極的に移動して獲物を獲得する様子はあまり見られません。ゴリラに至っては、ほとんど一日中座って過ごしています。ヒトから見ると怠惰な生活に見えますが、動脈硬化で心臓発作を起こすこともないそうです。進化の過程で運動能力を獲得してしまった人類は、運動しないと生きていくのが不都合な仕組みを持ってしまったようです。

長寿の方の活動習慣

私が外来で診ている患者さんの中には、九〇歳以上の方も数多くいらっしゃいます。中には、六〇代のときに動脈硬化で私が手術した方もいらっしゃいます。これらの方々は動脈硬化の発症時点では、さまざまな生活習慣を含む因子による血管の老化が通常より早く

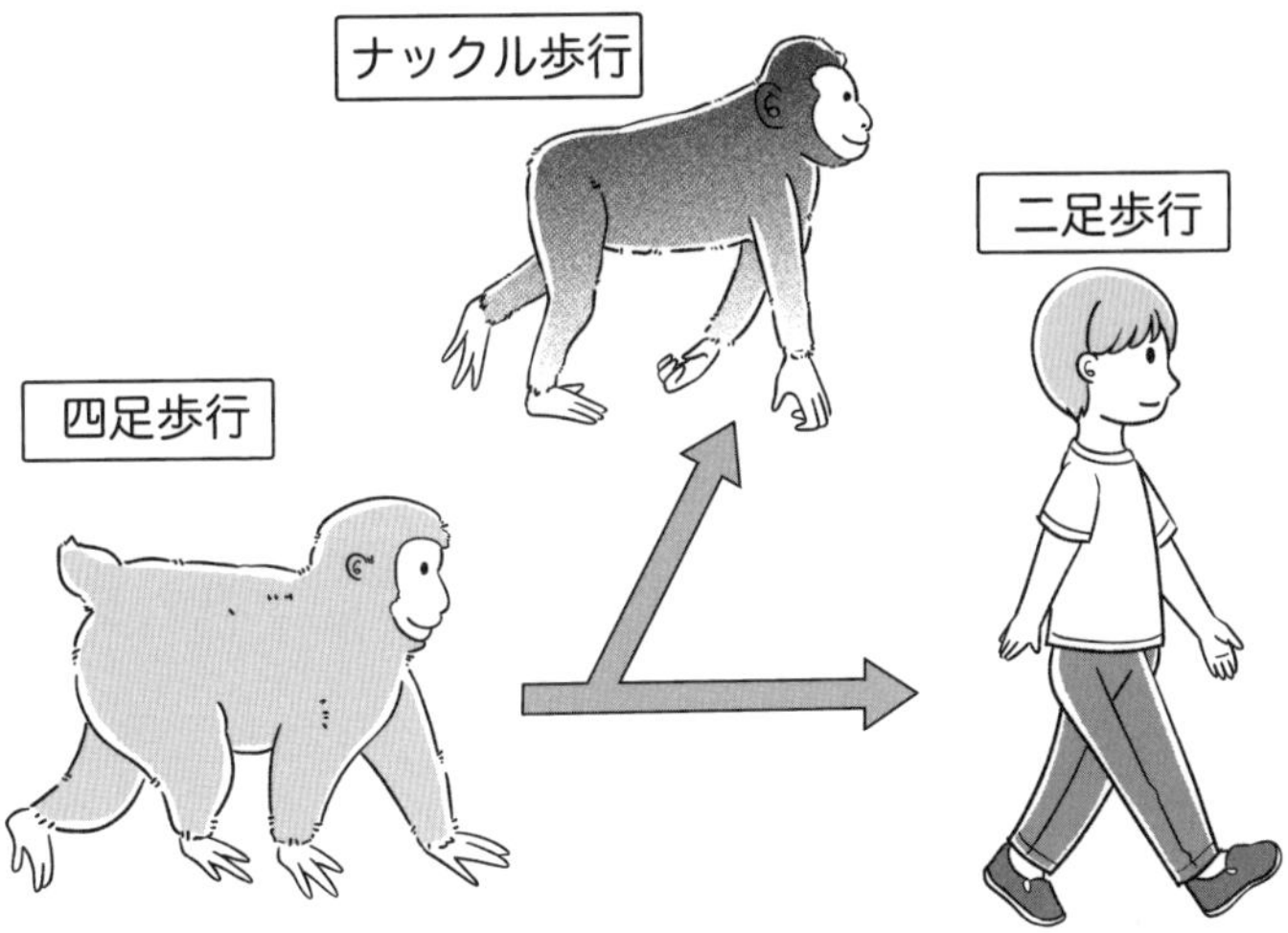

進んでしまったと考えられます。にもかかわらず、その後生活習慣を改善して動脈硬化の因子をコントロールでき、動脈硬化の進行を制御できた方たちです。こういった方々が積極的に運動するような日常生活を送っているかというと、必ずしもそうではありません。運動の効用をこれだけ強調しておきながら、長寿の方は運動といえるほどの習慣はお持ちではないことがしばしばです。

このような方は日常生活では何十年もの間、畑仕事をする、毎日家事をするなど一日中生活の中で動いてきたという事実があります。**必ずしも運動しなくても、生活の中で体を動かすことが運動と同じ行為になって健康を維持できる**ことになります。運動というより身体活動と言い換えるとわかりやすいでしょう。

日常生活の中でも床掃除、荷物運び、草むしりでは、歩く程度の運動強度、すなわち活動強度があります。実際WHOの推奨は週一五〇～三〇〇分以上の中程度の有酸素性の身体活動とされています。軽い活動でも十分効果があることを示しており、逆にあえて高強度の運動は必要がないことを示唆します。

三　ストレスは大敵

ストレスとは外部からの刺激によって起こる緊張状態のことです。普通ストレスというと精神的な圧迫感や不安のことを意味しますが、ストレスの原因は、環境、身体、心理、社会的な要因に分けられます。環境要因には、温度や騒音などの物理的ストレス、薬物や低酸素などの化学的ストレスがあります。身体的要因は病気や睡眠不足などです。心理的要因は、不安、怒り、精神の緊張などの心理状態で起こります。社会的要因は人間関係のトラブルで、これは強い心理的ストレスを生じます。

これらのストレスは互いに関係していて単純なものではありません。例えば、隣家に怖い人が引っ越してきて夜な夜な騒ぎたて、騒がしくて眠れないうえ、怖くて苦情も言えない。身も心もぼろぼろになりそうな状況ですが、さまざまな要因が重なっています。

過剰なストレスは身体的な疾患を引き起こします。有名なところでは、ストレス性胃潰瘍があります。頭痛、めまい、脱毛、蕁麻疹、気管支喘息、過換気症候群、高血圧など枚挙にいとまがありません。さまざまな身体的症状はストレスのせいだと簡単に片付けられてしまうほどです。

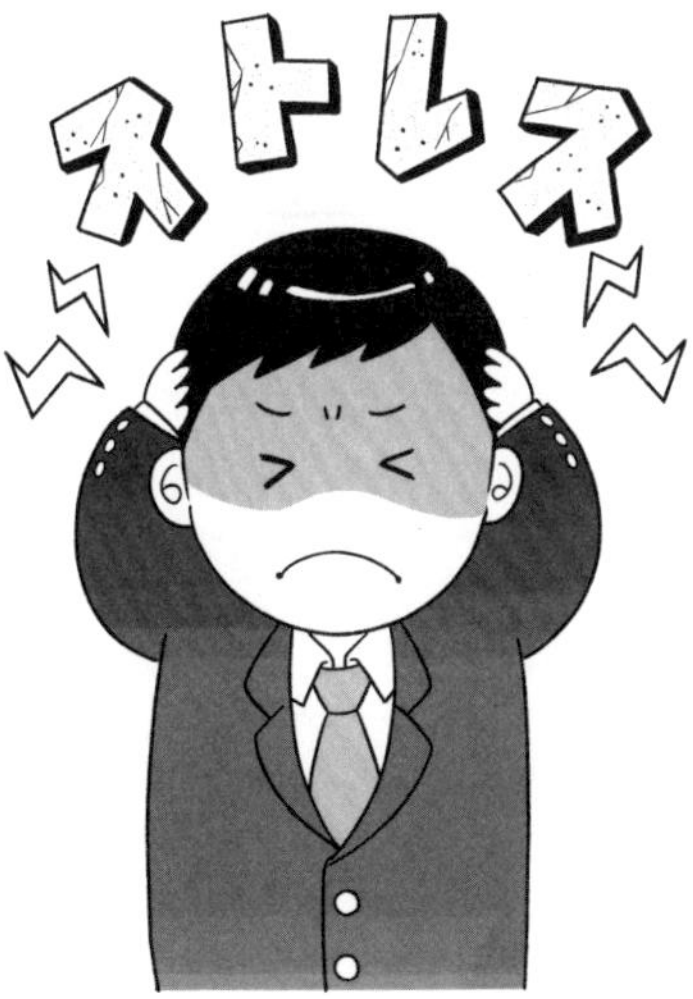

強いストレスに対する反応は、原始的には本能的に生存を維持しようとする反応です。敵に襲われて生きるか死ぬかの闘いに臨むときの反応です。生命を維持する働きを担う脳の視床下部は交感神経を高め、副交感神経を低めます。その結果、心拍数や血圧は上昇し、血糖値は上昇して闘いに備えます。骨格筋、心臓、脳へ血流を増やし、消化管などの闘いに不要な臓器への血流は減少します。視床

下部の指令によりストレスホルモン、すなわち副腎からステロイドホルモンが放出されます。ステロイドホルモンは炎症やアレルギーを抑える働きがあります。闘いに臨んで生きるか死ぬかのとき、ばい菌やアレルギー物質と闘っても意味はないので一時休戦して目の前の敵に全力投球するわけです。

ストレスは必ずしも有害なわけではありません。旅行の前にはうきうきした気持ちになり、旅行先で何を食べようか考えただけで楽しくなります。これは適度で心地よいストレスです。旅行前日にはあまりにも興奮して眠れないということもあります。飛行機が墜落するかもと考え出すと翌日には腹痛で下痢を起こす人もいます。ここまでくると、せっかくの旅行が出発する前から過剰なストレスになってしまいます。飛行機恐怖症の人は、飛行機に乗ることを想像するだけで不安や抑うつになってしまうでしょう。

ヒトは常にストレスに対応しつつ生きています。ストレスが全くない環境、すなわち外部からの刺激がないとヒトは心も体も退化します。仕事人間で趣味のない人が定年退職になったとたん、家に引きこもって一気に老けてしまったという話はよく聞きます。仕事環境のストレスから解放されて、逆にストレスがなさすぎの環境に変わってしまったからです。

人は感情の生き物です。恐怖、不安、怒り、悲しみの感情、すなわち喜怒哀楽の感情は直接自律神経に影響を与えます。この感情が強ければ全身的な影響を及ぼします。「はじめに」で述べた「タイプA行動パターン」の人は、せっかち、競争心が強い、積極的などの行動パターンを持つ人です。性格的に怒りっぽく、ストレスを溜め込みやすいために、心筋梗塞になりやすいわけです。

過剰なストレスは脳の働きを変化させます。前頭葉とは、脳の中で感情を制御したり知性に関係する最後に発達した部分で、人間を人間らしくします。ストレスは理性的であろうとする前頭葉の働きを弱めてしまいます。ストレスにうまく対応できないと、暴飲暴食に走ったり、お金を浪費したり、薬物を乱用してしまうことがあるのはこのためです。ストレスが加わると脳の原始的な働きを司る視床下部から指令が働き、全身の交感神経の活動が高まり、下垂体を経て副腎からコルチゾール、アドレナリンというホルモンが分泌されます。短期的にはストレスは交感神経の活動を高め、血管は収縮し、心機能は亢進、血圧は上昇します。これのみでも動脈硬化の要因です。**ストレスホルモンは免疫機能や糖・脂質代謝に影響して血管や全身の老化を進めてしまいます。**長期的にはストレスホルモンにより、太りやすくなって肥満になったり、食べすぎで肥満になったり、飲酒量が増えたり、睡眠不足になったりします。おのおの動脈硬化の直接的原因になるうえ、高血圧、糖尿病、脂質異常症などの動脈硬化の危険因子も悪化させて、間接的原因にもなるわけです。

◇ストレス解消法

・運動しよう

運動は過度でなければストレス解消になります。ジョギングやマラソンをすると脳内に快感物質エンドルフィンが分泌されて運動の苦痛はなくなります。ランナーズハイといわれる状態で、走ることが苦痛ではなくなり、頭の中では何も考えず無の状態になります。エンドルフィンは脳内麻薬と呼ばれる物質で鎮痛作用があり、気分が高揚し多幸感を導きます。一般ランナーがフルマラソンに出場し五時間も走り続けて四二キロメートルを走ることができるのは、このエンドルフィンのおかげです。

私自身、一時期フルマラソンを走っていたことがあり、五時間もの間走り続けて何を考えているのかとよく聞かれました。答えは「何も考えていません」です。多幸感に満たされているかというとそうでもなく、足は痛く、息は苦しいけれどさほどでもない、という感じです。エンドルフィンが出るまで運動するのはそれなりにトレーニングが必要ですが、外を散歩するだけでも気持ちのよいものです。ストレス解消だけなら、ストレッチするだけでも効果があります。

・休息しよう

疲れているのなら無理をしても仕方ありません。ゆっくり休んで疲れを癒し、よく眠りましょう。マッサージを受けたり、寝る前にゆっくり入浴するのもいい方法です。温泉まで行けば気分転換になり、疲れは癒されます。

・趣味に没頭しよう

ゲームでも映画鑑賞でも好きなことがあれば没頭してください。好きなことをしている間、嫌なこと面倒なことを忘れることができます。音楽が好きな方は音楽に浸って、つらい日常を忘れましょう。

・おしゃべりしよう

家族と団らんしたり、友人と話したりすると心が落ち着きます。悩みを相談できれば、なおさら効果的です。

・大声で叫ぼう

時と場所を選びますが、ストレス発散には有効です。カラオケ好きな方なら大声で熱唱しましょう。

・気分転換しよう

つらい日常を忘れて旅行したり、買い物したりするとストレスを解消できます。ただし、浪費に注意しましょう。

・笑ってみよう

日本には、「笑う門には福来たる」ということわざがあります。笑うことでプラス思考になれますし、痛みを和らげてくれる効果もあります。笑うだけで血糖値を下げたり血圧を下げたりして生活習慣病が予防できます。「日本笑い学会」は笑いを対象として研究する学会です。研究成果によると、面白くて笑わなくても「笑いヨガ」がストレス解消や体によい影響があるとのことです。「笑いヨガ」では、ユーモア、冗談、コメディは一切必要なく、理由なく笑う、いわば「笑いの体操」です。最初は体操として笑いますが、皆で笑っていると、笑いの伝染力が働き、だんだんとおかしくなって無理なく笑えるようになります。笑いはストレス解消を通じて体によいばかりか、認知症の発症も抑制してくれます。

・最善（全力）を尽くそう

九州栄養福祉大学の中村吉男先生は著書の中で、

――有害なストレスを断ち切って大脳皮質内もしくはその付近で消滅させる方法の一つに、自らに課された仕事に対して、「最善を尽くす」ということがある。「全力（最善）を尽くす」とき、人は、「今」の瞬間に生命を集中している状態となる。人間の悩みや苦しみそして怒りや恐怖は、過去の出来事を繰り返し反芻し、まだ来ていない将来に対して、不安焦燥や怒り憎しみを募らせている場合が多い。「今」に命を注ぐとき、その時過去も未来もない。ある意味では時間空間を超越している状態であるともいえる。自分に与えられた仕事や課題を、与えられた以上に主体的、積極的に全身全霊を捧げると、精神的に有害なストレスは生じない。しかし、そのためには、仕事や勉強の意義や価値を知り、人類社会に貢献する、または、奉仕する気持ちで、高い目標をもって取組む必要がある。（一部抜粋）[21]

と述べられています。まるで大谷翔平選手の境地です。最善を尽くしてダメなら、それはそれで納得です。心折れそうなとき、思い出してみてください。

四　睡眠不足

睡眠不足は動脈硬化の原因になります。日本人の睡眠時間は先進国の中では最も少ないという調査結果があります。スマホやゲームによる夜更かし、シフトワーク（交代勤務）の増加・通勤や受験勉強をこなすための短時間睡眠・夜型生活の増加が増えています。睡眠時間だけの問題のみならず。睡眠の質が悪化する睡眠の病気（睡眠障害）が増加しています。睡眠が不十分の場合、心身ともに疲れがとれず、ストレスが溜まってしまいます。

いびきは睡眠不足の原因

いびきは睡眠の質を悪化させ、自分では眠っているつもりでも実質的な睡眠不足になります。肥満の人は気道が狭いので、いびきをかきやすいです。いびきは、あおむけになったときに何らかの原因で舌の根元の落ち込みなどにより、気道が狭くなることで起こります。そして、狭くなった気道を空気が通る際に周囲の粘膜が振動して〝いびき〟が起こります。

寝ているときに口呼吸をしていると、舌の根元が落ち込みやすくなります。鼻呼吸よりも吸い込む空気の量が多いので、大量の空気が気道を通り、いびきが起こりやすくなります。朝起きて口が渇いていると感じたら、口呼吸をしている可能性があります。いびきがひどくて舌でのどが詰まってしまうと、息が止まってしまう睡眠時無呼吸症候群になることがあります。アルコールを飲むと舌やのどの筋肉がゆるみ、舌の根元が落ち込みやすくなっていびきの原因になり、睡眠の質を悪化させます。

体内時計は地球の自転より少し遅れています。毎朝リセットしないと少しずつずれてしまいます。**朝目が覚めたら、明るくしてください。**できれば太陽の光を浴びるとよいでしょう。脳は温度が下がると眠気を催します。眠る前の**入浴は、入眠一時間半前まで**に済ませましょう。なるべく低温で温まりすぎないほうがいいです。**食事は入眠一時間半前まで**に済ませましょう。**寝室は音や光が入らないように**してください。**寝る前のアルコールは禁物**です。寝つきはよくなるかもしれませんが、深い睡眠は得られず結果的に睡眠不足になります。

五　禁煙しましょう

喫煙が体に有害であることは誰もが承知のことでしょう。血管病の観点からは、喫煙こそが主要な原因であると言えるほど強い関係があります。

私の学位の研究は、バージャー病という五〇歳未満の人に発症する血管病に関するものでした。今はバージャー病の新規の患者さんは激減していますが、日本における血管外科の黎明期、昭和三〇年代のころ、血管外科の病棟はバージャー病の患者さんばかりであったと聞きます。今は亡き血管外科の恩師、塩野谷恵彦名古屋大学教授はバージャー病の世界的大家でした。教授退官前には、Buerger's diseaseという英文の著書を名古屋大学出版会から出版されました[22]。バージャー病の診断は世界的に塩野谷の基準が今も用いられています。その中で喫煙歴が必須となっています。喫煙歴のない人には発症しない、喫煙との強い因果関係のある疾患です。先進国ではほとんど発症がなくなってしまった不思議な疾患ですが、血管外科が始まったころ、バージャー病の入院患者は手の指や足が壊疽のために切断されていくのにたばこはやめられず、病棟で隠れて吸っていたと聞きます。

現在では日本は他の先進国と同じく四肢の血管病といえば、閉塞性動脈硬化症です。動脈硬化の成立にも喫煙は強い因果関係があります。私の専門の血管外科で手術が必要な患者さんは、糖尿病を合併する人以外ではほぼ全員に喫煙歴があり、現在も喫煙中の患者さんがほとんどです。

たばこの煙の中のニコチンが脳内でドーパミン分泌を刺激し、交感神経を活発にし、血圧を上昇させます。交感神経の活発化は血中の中性脂肪、悪玉コレステロールを増加させるうえ、善玉コレステロールを減少させてしまいます。煙の中の酸化物質が血管内皮を損傷し、悪玉コレステロールを酸化させます。不完全燃焼による一酸化炭素はヘモグロビンと結合して酸素不足になり、ヘモグロビンが増えて血液の粘調度（ねばねば度）が上がり、血栓が生じやすくなります。

厚労省によると、禁煙後早ければ一か月経つと、咳や喘鳴《ぜいめい》などの呼吸器症状が改善します。禁煙後一年経つと肺機能が改善し、禁煙二〜四年後には虚血性心疾患や脳梗塞のリスクが約三分の一減少します。肺がんのリスクが低下するのは禁煙五年後以降と少し時間がかかりますが、**禁煙して一〇〜一五年経てば、さまざまな病気にかかる危険が非喫煙者のレベルまで近づくことがわかっています。**

現在では医学的に喫煙はニコチン依存症という疾患であって、治療すべきと考えられています。私もかつて喫煙していて禁煙の経験者です。しかも、せっかく四年も禁煙したのにまた吸ってしまい、二度目の禁煙の経験があります。ニコチン依存症なのでたばこをやめるのは本当に大変でした。禁煙に失敗すると意思が弱いと非難する人がいますが、強い意思だけでやめられるほど簡単なものではありません。**禁煙を志すのであれば、医療機関の禁煙外来を受診しましょう。**ニコチン依存症から脱却するニコチン補助剤や禁煙の動機を維持するアプリの利用など、すべて動員すべきだと思います。

禁煙すると食欲が増して太ります。ストレス食いのためと考えている方が多いですが、喫煙により低下した食欲がもとに戻って普通の食欲になるだけのことです。実際、喫煙者は痩せて顔色が悪いものです。喫煙者の方はぜひ禁煙をご検討ください。

六　飲みすぎにご用心

お酒を少したしなむことは健康を維持し、増進すると考えられてきました。事実、お酒を少量飲む人は全くお酒を飲まない人より血管病の発症は少ないです。その要因はストレス解消や血圧の低下、善玉コレステロール（ＨＤＬ）の増加の作用であると考えられています。

動物性脂肪の摂取の多いフランスでは虚血性心疾患の死亡率が他の欧州諸国より少ないことが知られていてフレンチパラドックスと呼ばれています。その理由はフランス人はワイン、特に赤ワインの摂取が多く、赤ワインの抗動脈硬化作用によると考えられるようになりました[23]。このことは一九九〇年代に論文として報告され、日本でも赤ワインブームが到来しました。その後の研究により、赤ワインに含まれるレスベラトロールと呼ばれるポリフェノールや渋味のもとのタンニンに抗酸化作用があり、悪玉コレステロールＬＤＬの酸化を抑えて動脈硬化を抑制するのであろうと考えられるようになりました。レスベラトロールは高脂肪食で飼育したラットの寿命を延長させる効果があることがわかりました[24]。このことがＮＨＫで放映されたとき、サプリメントとして販売されていたレスベラトロールが入手困難になったほどです。

ビールを飲みすぎて太ってお腹が出てくるとビール腹と呼ばれます。ビールでなくともアルコールは燃えるほどカロリーが高いので、どんな種類のお酒でも飲みすぎれば太ります。多量飲酒では中性脂肪が増加し、インスリン抵抗性が生じて内臓肥満になってきます。ビールはプリン体や糖質が含まれカロリーが多いので不健康なアルコールで、焼酎はプリン体や糖質カロリーが少なくて健康的であるという人がいます。実は、ビールのプリン体はさほど多いわけではなく、ビールに含まれている糖質も多くはありません。長い手術をやり遂げた日の晩酌のビールは最高においしく、私は誰よりもビール党なのでビールを弁護しておきます。焼酎が体にいいということは全く間違いで、**たくさん飲めばアルコールが毒になるのはビールも焼酎も同じ**です。むしろ、臭くてまずい焼酎ならたくさん飲めないので体にはいいかもしれません。

残念ながら、**アルコールが動脈硬化を抑えるのは一日二〇グラム以下の少量の場合のみです。それを越えるとアルコールは体を壊します。**多量の飲酒は肝臓や膵臓に負担がかかるのはご存じでしょう。アルコールの直接刺激により口の中、のど、食道を刺激してがんの原因になります。また、アルコール摂取により肝臓がんも増加します。大腸がんや乳がんの発症も増加します。

カロリーオーバーによる肥満、交感神経の興奮やストレスホルモン、コルチゾールの増加による水分貯留の増加を通じて高血圧を引き起こします。肥満がメタボリックシンドロームの大もとであることは前述した通りです。

厚生労働省が推進する国民健康づくり運動「健康日本21」によると、「節度ある適度な飲酒量」は、一日平均純アルコールで約二〇グラム程度であるとされています。

一般に女性は男性に比べてアルコール分解速度が遅く、体重あたり同じ量だけ飲酒したとしても、女性は臓器障害を起こしやすいため、女性は男性の二分の一〜三分の二程度が適当と考えられています。ビールで五〇〇ミリリットルの場合アルコール濃度を五パーセントとすると（アルコールの比重は〇・八）

500×0.05×0.8＝20g

男性はビール五〇〇ミリリットルなら適度な飲酒量になります。日本酒一合（一八〇ミリリットル）、ワイン一杯（二〇〇ミリリットル）くらいになります。生活習慣病のリスクを高める飲酒量は、一日あたりの純アルコール摂取量が男性で四〇グラム以上、女性で二〇グラム以上とされています。

また、最近ではアルコール摂取による転倒によるけがなどすべて含めると、たとえ少量でも、全く飲まない人と比較して健康であるとは言えないという調査結果が出ています。

それを踏まえると、酒は百薬の長とはいえない、というのが私の見解です。とはいえ、少量のお酒、特に赤ワインは血管病を防いでくれますので、量を守ってたしなみたいものです。仲間や友人との飲み会はコミュニケーションの手段でもあり節度を持って楽しみましょう。二〇グラムのアルコールはビール中瓶一本、日本酒一合、ワイングラス一杯に相当し、これをワンドリンクとすると、週に七ドリンクまでにしたいものです。

七　つながり、心は大切

健康とは病気でないことではありません。肉体的にも精神的にも社会的にも満たされた状態です。

これは、体、心、人と人とのつながりのどれもが健康の大切な要素で、相互に関連していることを意味します。健康を害するストレスを管理することで血管の老化を防ぐことは前述しました。さらに**健康であるために、社会とのつながりが必要です。**

ブルーゾーンと呼ばれる沖縄を含む世界の長寿エリアの特徴に、社会とのつながりがあります。これらの地域では、かつての村社会のように住民がお互いに助け合い、友人、親類、近隣の人々と話したり、交流したりする伝統的な社会的習慣が維持されているとのことです[25]。社会的充足とは地域との関わりや友人・家族などとの人間関係が含まれています。

このような社会性が満たされていると、血圧、肥満度、炎症にまで好影響を及ぼし、寿命を延ばすことが明らかにされています[26]。全身や血管の老化と関連しているといえます。

幸せホルモンと社会性

オキシトシンは、お母さんが赤ちゃんに授乳するときに脳の視床下部から分泌されるホルモンです。**人と人とのつながりで分泌され、人を幸福な気持ちにしてくれます。**家族や友人、仲間との交流によりオキシトシンは分泌され、社会活動は円滑に進むようになります。母子の絆、人と人との付き合いに大事な働きをしています。このホルモンのおかげで社会行動や積極的な仲間付き合いが円滑に進むのです。生物学的には授乳、分娩の促進といった働きのほかに、精神的には共感や思いやりの心、お互いの感情をうまく受け渡す働きがあります。愛と思いやりのホルモンで、社会として共同体を形成するのに必須なホルモンです[27]。

このホルモンは瞑想や祈りによっても分泌されます。宗教家が苦しい修行に耐えることができたのはオキシトシンのおかげといえます。宗教が太古より人間社会に必要とされてきたのは、オキシトシンの分泌を通じて心の安寧や健康をもたらした面もあるのです。オキシトシンは宗教でなくてもボランティア活動でも分泌されます。**社会貢献は社会のために役に立つばかりでなく、自らにとってもオキシトシンの働きによりやりがい、充実感、幸福感をもたらし健康にしてくれるのです。**

気は持ちよう

ストレスはその人や精神の状態に依存して強くなったり、弱くなったりします。また、ストレスに打ち克つことが、物事を成し遂げる強力な動機づけにもなります。

外科医の仕事は精神的には強いストレスにさらされています。手術中、血管を一針うまく吻合して止血できるかどうかで目の前の患者さんの命が救えるか、救えないかの究極のストレスがかかる場面に私は何度も遭遇しました。しびれる場面ですが、どんなときも気は持ちようです。こんな場面には普通には耐えられないと思えますが、そこはプロフェッショナルの腕の見せどころと乗り切ってきました。ストレスの固まりのように思われる外科医の仕事でも患者さんの命が助かり、ありがとうございましたと言われることで究極のストレスはやりがい、生きがいに変わります。手術室でのストレスは外科医にとっては健全なものなのかもしれません。

実際、手術の執刀医は手術中、お腹が空くことはなく、トイレに行きたくもなりません。夜中の緊急手術で、一番上級の年齢の多い外科医が気合を入れて朝まで疲れることなく執刀しているのに、助手を務める若手外科医は疲れ切ってしまうことがあります。執刀医には強いストレスがかかり、交感神経が興奮するからです。

火事場の馬鹿力とは、火事など大変な場面で自らの生命の危機に陥ると、普段筋肉を保護するため抑制されていた筋肉のパワーが全開まで引き出されることです。究極のストレス時には交感神経系が極度に興奮し、アドレナリンやエンドルフィンが脳内で放出されて痛みを和らげてしまいます。本来ストレス反応は人に強い力を発揮させ、生き延びることができるための反応です。

気は持ちようです。辛いときには無理しても、考えすぎてもうまくいきません。過去に遡って後悔を繰り返すのは最悪です。いつまでも後悔が頭の中を巡ってどんどん気が落ち込みます。不確実な未来を思い描いてもうまくいきません。順調なときならまだしも、不調の時に不調が続くことを前提として良からぬ将来を想像すると余計に落ち込んでしまいます。足元の現実を見つめましょう。現実を見直し冷静に対処してください。そのうち流れは変わることもあるでしょう。下向きよりは上向き、後ろ向きよりは前向き、消極的よりは積極的のほうがまだましです。辛い、できない、無理と思ったら、そこで終わりです。気は持ちようです。

童心に帰る

生まれたばかりの赤ちゃんの頭の中は、真っ白でからっぽです。真っ白でからっぽの脳は、しつけや教育、環境によって形成されていきます。赤ちゃんのうちは自分では話せませんが、笑うことで自分の気持ちを示してコミュニケーションをとります。子供は好奇心に満ちてわくわくしていて、いつも笑っています。大人が、なんでそんなことで笑うのだろうと思うことにも大声を出して笑っています。

子供は一日に四〇〇回笑い、大人は一五回、七〇歳以上は二回というデータがあります。笑いが少ないと、認知機能、嚥下機能に影響します[28]。笑いの頻度が少ないと心筋梗塞や脳卒中の発症頻度が高くなるという報告があります[29]。笑いが血管内皮機能を改善させるとも述べられていて、笑いが血管病を予防できるかもしれません。

もし、あなたがくたびれた大人だと感じたら、童心に帰ってみてください。深く考える必要はありません。頭をからっぽにして、見栄や損得勘定、見てくれは忘れましょう。そして、みんなで仲良く遊び、心躍らせ、笑ってください。

愉快に人生を完遂する

人生を楽しんでいない人は、楽しんでいる人に比べて、虚血性心疾患で亡くなるリスクが一・九一倍、脳卒中で亡くなるリスクが一・七五倍高くなることが明らかになっています[30]。ごきげんに生きることで、心の健康を保ち、体も元気になって血管や全身の老化を防ぎます。子供のように、純粋に、無邪気に、笑って、生活しましょう。社会と関わりつつ、愉快に、楽しく人生を完遂したいものです。

第二部　抗加齢医学・血管老化の医学入門

第一章　細胞の老化

細胞老化の仕組み

血管老化には分子メカニズムがあります。非常に難解ですが、理解するために最初に三つの重要な仕組みを説明します。動脈硬化、がん、認知症、骨粗鬆症などの加齢関連疾患は共通した細胞老化のメカニズムによって説明することができます。

酸化ストレス

簡単に例えていうと、**余った酸素により体がさびてしまうこと**です。酸化ストレスとは、生体内でたんぱく質などさまざまな分子を酸化させる有害な反応です。体の中で糖や脂肪、たんぱく質などのエネルギー源は、空気中の酸素を使って〝燃やす〟ことでエネルギーを得ます。この際、酸素が電子を受け取って活性酸素が生じます。また、そのほかの分子が本来ペアで存在する電子の一個のみを受け取りフリーラジカルが生じます。また、紫外線や化学物質などの刺激でもこれらは発生します。活性酸素やフリーラジカルは化学反応性が極めて高く、他の物質を酸化させます。この活性酸素やフリーラジカルによる生体の反応を酸化ストレスといいます。

酸化ストレスを防ぐため、生体内には、活性酸素やフリーラジカルをSOD（スーパーオキシドデスムターゼ）などにより消去する仕組みがあります。酸化ストレスは、生体の防御機能とのバランスが崩れたときに発生し、細胞を障害し、細胞や血管を老化させます。

糖化ストレス

多すぎる糖分で体内が焼けてしまうことです。肉を焼くと褐色に変わりますが、これは糖分がたんぱく質と化学反応を起こした結果でメイラード反応と呼ばれます。このように糖分によりたんぱくや脂質が変化して細胞や組織を劣化させることを糖化ストレスといいます。

ブドウ糖は、最も基本的なエネルギー源として化学エネルギーが高く、生体で利用されています。血液中のブドウ糖が過剰にあると、ブドウ糖は生体内のさまざまな物質と反応します。過剰なブドウ糖はエネルギーの高さゆえに暴れてしまうのです。ブドウ糖以外にも果糖やその他の単糖類、アルコールや脂質の代謝産物であるアルデヒド基はたんぱくと結合して、たんぱくの形を崩して機能を劣化させ、組織障害を起こします。この劣化したたんぱくは最終的にはＡＧＥｓ《エイジス》（Advanced glycation endproducts：最終糖化産物）といわれます。糖化ストレスは遺伝物質ＤＮＡやアルツハイマー病の原因であるアミロイドの変性にも関係していて、老化との関連が注目されています。

慢性炎症

簡単に言うと、風邪などの全身の不調がいつまでも治らず、全身に悪影響を及ぼすまでに至った状態です。炎症とは組織の障害を修復させる過程です。慢性炎症ではマクロファージやリンパ球などの白血球が集積します。炎症の原因がなくならないと、いつまでも続いて慢性炎症になります。

粥状硬化のアテロームは酸化ＬＤＬを処理したマクロファージの残骸で、いつまでも炎症が生じて慢性化したものです。慢性炎症の組織からは自身が炎症によって傷むばかりか、炎症性サイトカインが放出されて全身の細胞や臓器に悪影響を及ぼします。内臓肥満では脂肪細胞から起こる慢性炎症により、たくさんの種類の炎症性サイトカインが分泌され、膵臓や血管など全身の臓器に悪影響を及ぼします。がんや動脈硬化などの加齢関連疾患には慢性炎症が深く関わっています。

さて、最初にカロリー制限、すなわち少なく食べると酵母や、線虫、ラットやアカゲザルにいたるまで寿命が延び、少なく食べることの重要性を述べ、血管を若くするメソッドの一としました。では、**カロリーを制限するとどのような仕組みで老化が制御されるのでしょうか？**

さまざまな仕組みが考えられています。研究によって明らかになった仕組みは大きく分けて四つです。

一．糖化ストレス、酸化ストレスが少なくなる

血糖値が下がることにより糖化ストレスが低下します。また、ミトコンドリアの中で糖や脂肪分解に伴って生じる酸化ストレスが減少します。老化に関係するこの二つのストレスは代謝が低下することにより減弱して、老化を防ぎます。

二．長寿遺伝子（サーチュイン遺伝子）の活性化

カロリー制限により長寿遺伝子が活性化します。サーチュイン遺伝子は飢餓状態で遺伝子や細胞を保護します。ＤＮＡを修復し、細胞を酸化ストレスや炎症から守り、ミトコンドリア機能を改善して細胞の代謝を改善します。

三．オートファジー（自食作用）を誘発する

細胞内が栄養不足になると、細胞内の古くなったタンパク質や小器官を細胞自らが栄養として分解します。自分で自分を消化するのでオート（自分）ファジー（貪食）と呼ばれます。その結果、細胞の若返りが起こります。

四．ＩＧＦ（インスリン様成長因子）の低下

カロリーが制限されると、ＩＧＦが低下して細胞は分裂を遅らせて成長を止めます。結果として細胞は長生きします。

第二章　血管の老化

血管の種類

心臓から出た動脈は分岐するごとに太さが細くなり、大動脈、小動脈、細動脈、毛細血管の順に細くなります。分岐するごとに血管の容積は増えて血管内の圧力は下がり、流れはゆっくりになります。毛細血管はすべての臓器まで分布し、酸素などの栄養を各組織の細胞ひとつひとつに運び、また二酸化炭素などの老廃物を組織から運びさります。毛細血管は集まって、動脈と同じく細静脈、小静脈、大静脈と順に太くなって心臓に戻ります。

毛細血管は一層の内皮細胞と内皮細胞を支える膜からできていて、臓器によって内皮細胞の間の隙間や、内皮細胞自身の小さな穴から血液の中の細胞やさまざまな物質が出入りします。毛細血管は全身のあらゆる組織に張り巡らされていて全血管の九五パーセントにあたります。

血管は、全身の細胞に酸素や栄養を供給し、二酸化炭素や老廃物を回収する生命維持の

ライフラインです。また、さまざまなホルモンなどのメッセージ伝達物質を輸送し、体全体の調和のとれた恒常性を維持します。病原体が侵入したり、組織が損傷を受けると内皮細胞同士の隙間から白血球が組織に派遣され、闘ったり、修復したりします。

血管は完全に閉ざされた系ではありません。リンパ液という血液の中の一部の成分は、毛細血管から組織に出てリンパ管を通って最後は静脈に合流します。リンパ管は広い意味で血管に含まれます。これらの血管はすべて老化していくわけですが、おのおのの部位により老化の仕組みは異なります。

血管の構造

・動脈は厚くて丈夫

動脈は太さによって三つに分けられます。最も太い一・五〜三センチくらいの動脈が大動脈です。心臓から出てすぐの胸部大動脈から腹部大動脈に相当します。高い血圧に耐えることができるように中膜が分厚く丈夫です。中膜は弾性板と平滑筋が積み重ねられています。

小動脈は直径五ミリ〜一・五センチくらいの太さの動脈です。内臓の動脈や四肢の動脈に相当します。中膜の弾性板は内側と外側のみでおのおの内弾性板、外弾性板と呼ばれます。

それより細いのが細動脈です。弾性板は一層のみになり、平滑筋の量が少なく、中膜は薄くなります。動脈は高い血圧に耐えることができ、簡単に破れることはありません。

・静脈は薄くて弱い

静脈は血圧が低いので、中膜は太さに関わらず薄く、平滑筋や弾性板はまばらです。さまざまな太さがあります。動脈と同じく、太さによって大静脈、小静脈、細静脈に分けられますが、構造は基本的に同じです。静脈の血液は、呼吸により胸腔内圧が陰圧になる（圧力が下がる）と吸い込まれるように心臓に向かって流れます。

・静脈には弁がある

四肢の静脈には内皮細胞が内腔に突出して静脈弁が形成されています。圧力が低い静脈で、血液の流れを一方向に保ちます。

・足の筋肉は第二の心臓

下肢では、筋肉の力で静脈が押されて静脈血が心臓に向かって駆出されます。足の筋肉は、筋肉ポンプ、第二の心臓と呼ばれています。

・**毛細血管**

毛細血管は組織を通る一番細い血管です。薄い内皮細胞と内皮細胞を繋ぎ止める外側のペリサイト（周皮細胞）からできています。ペリサイトは内皮細胞同士の接着を強め、血管構造を安定化し、血管透過性を抑える働きを持ちます。

・**内皮細胞には穴がある**

さまざまな物質や血液細胞が組織と毛細血管の間でやりとりできるように、毛細血管の内皮細胞には小さな穴が開いています。内皮細胞がびっしりと接合して隙間がない連続型内皮細胞は物質交換が制限されます。脳や肺の毛細血管に相当し、脳組織へは物質が自由には入り込めないようにできています（血液脳関門）。物質交換がさかんな腎臓や小腸粘膜では内皮細胞自体に穴があり、さかんに物質交感が行われます。内皮細胞がゆるやかに接合した毛細血管では、内皮細胞同士の隙間から、物質や白血球などの細胞が出入りします。血管の透過性は絶妙にコントロールされています。

リンパ管

リンパ管は組織から始まり、リンパ節を通って胸管となり、静脈につながります。皮下組織など脂肪組織の中を通ります。静脈と似た構造で中膜には少し平滑筋があります。また、低圧でも流れるように弁があります。リンパ管は薄く、透過性が高いので、高分子の物質や病原体なども通します。リンパ液は主に筋肉の収縮による皮下組織の圧迫により流れます。また、リンパ管は自動能があり、ゆっくり収縮してリンパ液を運びます。

動脈硬化の種類

動脈硬化とは動脈が硬くなることで、動脈に生じます。一般に動脈硬化は粥状硬化のことを指します。粥状硬化はアテロームと呼ばれる粥腫が比較的内腔が広い大動脈、小動脈に蓄積して生じます。アテロームが増えて血管が狭くなると血行が悪くなります。アテロームはどろどろで大変もろいものです。そのため、突然アテロームが破綻してその部位で血液が突然固まって血栓ができてしまうことがあります。

大変怖い急性心筋梗塞は心臓に栄養を運ぶ冠動脈という血管が詰まってしまう病気です。冠動脈にできたアテロームが破綻して血栓ができ、心臓への血流が途絶えてしまいます。

中膜硬化（メンケベルグ型動脈硬化）は粥状硬化と同じく、大動脈や小動脈に生じます。中膜硬化とは、中膜にリン酸カルシウムが沈着し石灰化して起こります。炎症や酸化スト

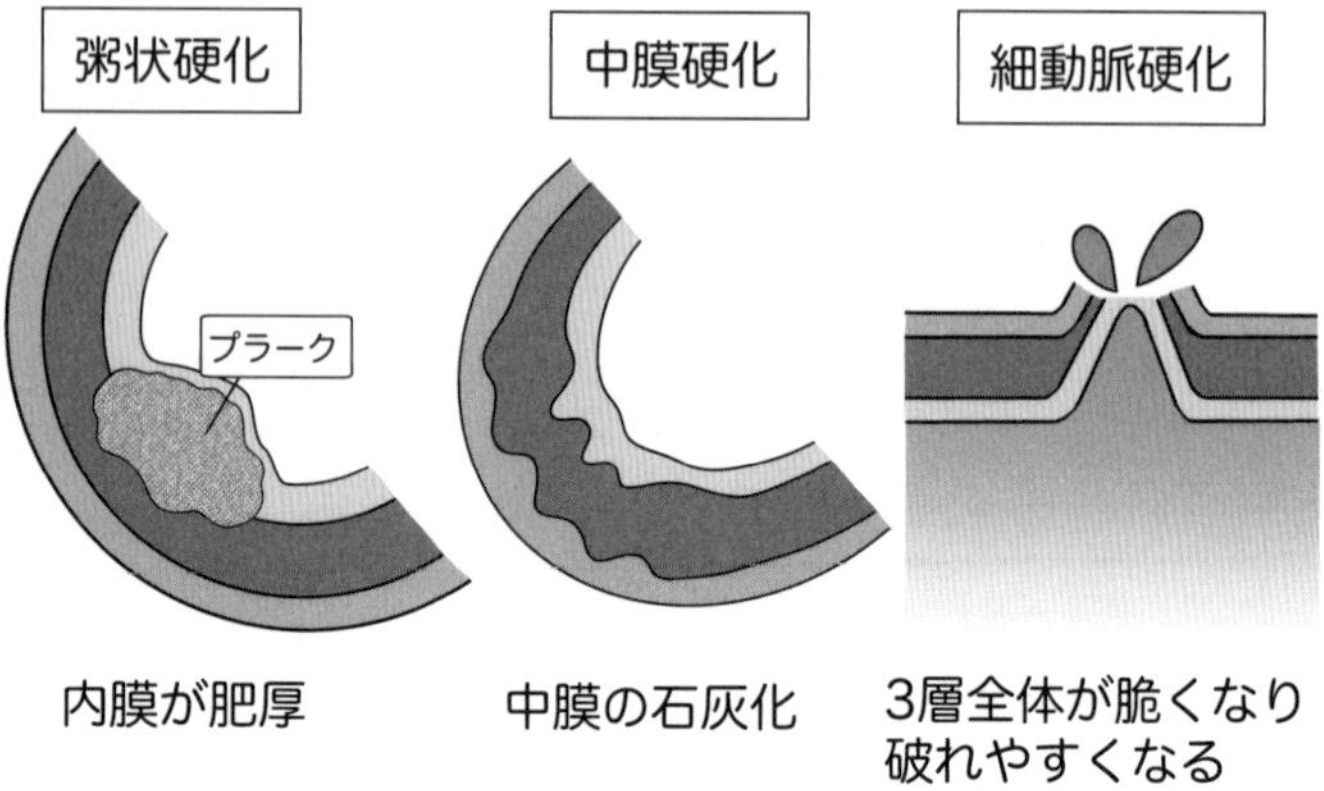

レス、血管平滑筋の壊死により石灰化が始まる以外に、血管平滑筋が骨芽細胞や軟骨細胞へ分化することで生じます。また、石灰化を抑制するビタミンK依存たんぱく（ＭＧＰ）の減少やリンの過多、カルシウム不足も関与しています。中膜が石灰化して骨のようにかちかちに硬くなります。糖尿病や慢性腎臓病の人がなりやすい動脈硬化です。動脈壁が硬くなっても、内腔が保たれて血液が十分流れている間は特に症状は出ません。サンゴのような石灰化が血管の内腔に突出して血流を阻害すると症状が出るようになります。中膜硬化と粥状硬化が並存することは珍しくありません。

細動脈硬化は細動脈に生じます。血圧が高いと脳や腎臓などの筋肉の多い筋性動脈が動脈の高い圧力に耐えようとして、だんだん硬く厚くなっていきます。主に中膜の平滑筋が増殖することが原因です。

血管の中膜はコラーゲン（膠原線維）とエラスチン（弾性線維）という二種類の線維からできています。コラーゲンは血管の強さのもとで、エラスチンはゴムのような弾力のもとです。血管が老化するとエラスチンは減りやすく、柔軟性を失います。高血圧の人に多く、動脈の壁が厚くなり血管の内腔は狭くなり、組織の血行が悪化します。血管壁の壊死が生じることがあり、動脈瘤や出血の原因になることがあります。**血管が硬くなってしなやかさが失われると余計に高血圧を助長します。**

毛細血管の老化

毛細血管も老化します。毛細血管が老化すると、隣あった内皮細胞の固定がゆるみます。内皮細胞と内皮細胞の間の隙間が大きくなって、血液の一部が組織へ漏れてしまうようになります。そうなるともはや毛細血管は機能しません。**機能不全に陥った毛細血管は修復されないと、やがて消滅して毛細血管の数は減っていってしまいます。**

このメカニズムにおいては内皮細胞を取り巻く周皮細胞（ペリサイト）の役割が明らかにされています。ペリサイトは、内皮細胞の外側を被って内皮細胞同士の接着を強め、血管構造を安定化し、血管透過性を抑える働きを持ちます[31]。糖尿病性網膜症では、周皮細

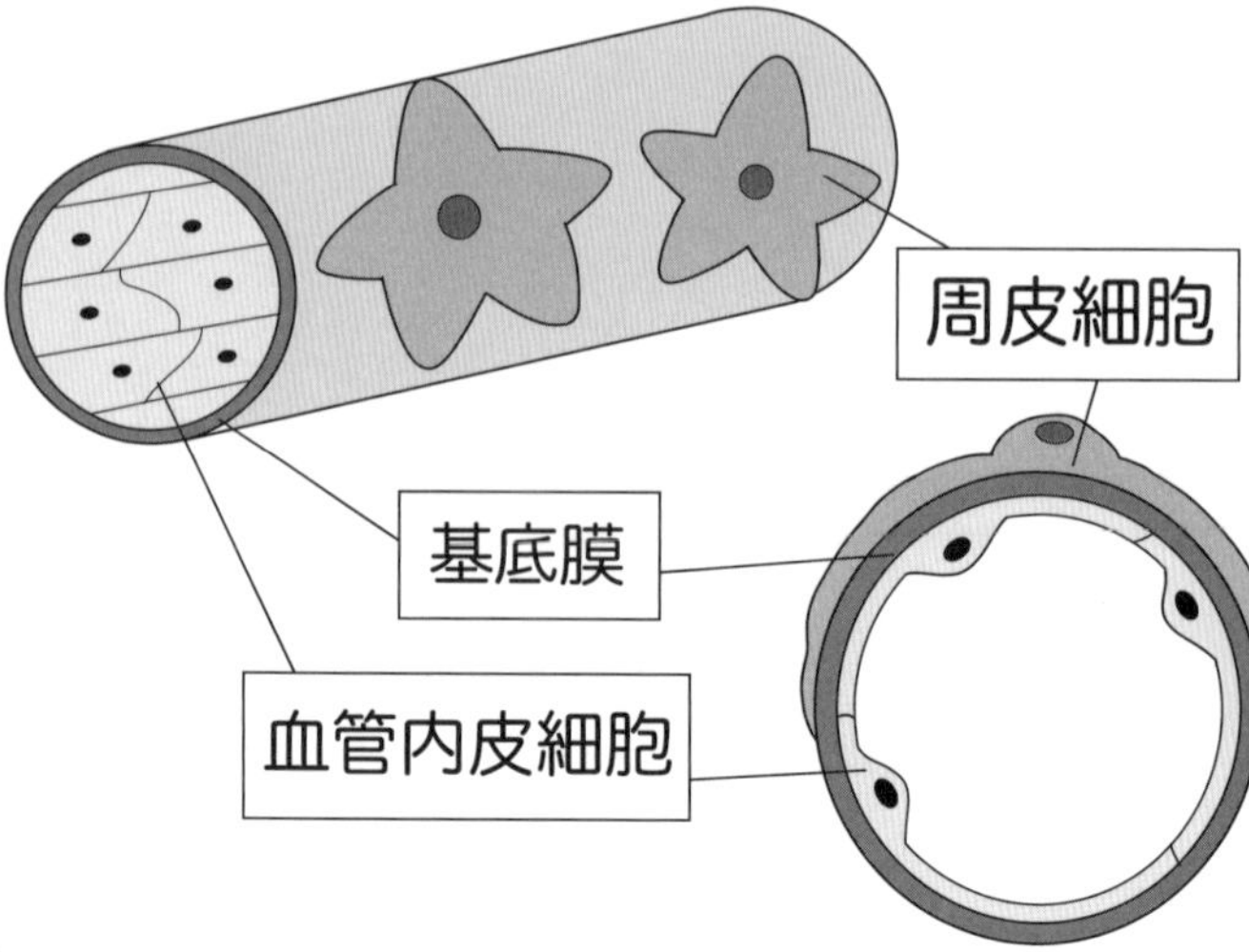

胞が糖化ストレスによって破綻し、毛細血管が障害を受けることが示されています。また、毛細血管の多い皮膚では、老化に伴い毛細血管が減少することが観察されています[32]。毛細血管のうち機能不全に陥ったものをゴースト血管と呼ぶことが提唱され、テレビなどで報道されています。毛細血管の老化研究は端緒についたばかりで、不明な点が多く残されています。

この毛細血管の老化は、さまざまな組織の老化へつながります。脳は非常に多くの血流を必要とする臓器で、体に取り込んだ酸素の二割を消費します。

脳に白質病変という変化が現れることがあります。脳の虚血性変化とされますが、これは毛細血管レベルでの血流障害により血流が滞った結果です。認知症の原因の一つは毛細血管の老化であるともいえます[33]。また、**骨粗鬆症では毛細血管の数が減少しているのが観察されています。**骨は古い骨が壊され、新しい骨が新たに作られるということを繰り返しています。この作り替えには毛細血管が必要な栄養を骨に運ぶ必要があります。毛細血管が老化して骨に栄養がいかなくなると、作り替えがうまくいかず骨はもろくなります。これが、骨粗鬆症を招くわけです。

全身のあらゆる組織に毛細血管は張り巡らされていますので、毛細血管の数が減少すると、すみずみの細胞まで栄養がいきわたらず老化します。皮膚であれば、皮膚の生まれ変わりがうまくいかず、コラーゲンの産生が減少してしまい、しわやシミを生じることになります。頭皮では毛細血管の衰えは髪のパサつきや抜け毛につながります。

ペリサイトにあるTie2（タイツー）という分子がアンジオポエチン1で刺激されて内皮細胞同士、内皮細胞とペリサイトを接着します。Tie2を刺激すると毛細血管の内皮細胞が接着されて機能を保つことができます。

リンパ管の老化は詳しくは明らかになっていません。毛細血管と同様に、老化すると数が減っていってしまいます。

動脈硬化の発症メカニズム

動脈硬化の発症メカニズムには、コレステロール仮説、傷害反応仮説に加えて、炎症仮説が考えられています[34]。粥状硬化ではコレステロールが動脈壁内へ沈着します。家族性高コレステロール血症の家系では、若年期から動脈硬化、特に心臓に栄養を運ぶ冠動脈の動脈硬化を発症します。詳細な研究の結果、家族性高コレステロール血症では、悪玉コレステロールであるＬＤＬを肝臓に取り込む受容体が欠損していることが判明しました。肝臓に悪玉コレステロールを取り込めないので血液中の悪玉コレステロールが増加し、粥状硬化を誘発するのです。ＬＤＬの中でも酸素で変性した酸化ＬＤＬが内皮、特に酸化ストレスや血管壁への物理的ストレスにより傷ついた動脈壁から侵入します。この酸化ＬＤＬを処理するため、白血球のうち単球がやってきてマクロファージに分化し処理しますが、うまく処理しきれなかった酸化ＬＤＬは泡沫化して残骸として残ります。酸化ＬＤＬは体からは異物として認識されますが、処理しきれないと溜まってアテロームになってしまいます。つまり、動脈硬化は免疫反応の結果生じるものです。スタチンという日本で開発された悪玉コレステロールを低下させる薬を投与すると、心筋梗塞や脳梗塞が低下するという大規模試験の研究結果が発表されています[35]。すでに動脈硬化を発症してしまった場合、コレステロールが高くなくても投与すべき薬です。

逆に善玉コレステロールであるＨＤＬ（high-density lipoprotein）が高いと、粥状硬化を抑制します。善玉コレステロールは組織からコレステロールを肝臓に運ぶ役割がありま す。たくさん、善玉コレステロールがあると、せっせとコレステロールを肝臓に運んで処理してくれます。善玉コレステロールを増やすには運動が最も有効です。週三回の有酸素運動が有効とされていますので、早歩き、ジョギングなどで善玉コレステロールを増やしましょう。喫煙は善玉コレステロールを下げてしまいますので禁煙は大変有効です。また、魚、特にイワシやサバなどの青魚に多く含まれるオメガ３の不飽和脂肪酸を含む油は、善玉コレステロールを下げずに悪玉コレステロールを下げるとされています。

この粥状硬化が生じるには悪玉コレステロールが血管内に侵入することから始まるわけですが、正常な血管では血管の壁への侵入はごくわずかです。喫煙や高血圧などによって内皮に傷がついて、悪玉コレステロールが血管壁に侵入し、初期のアテローム形成のきっかけになります。アテロームが生じると内皮機能が低下し、血栓ができやすくなったり、血小板が動脈壁に凝集、接着が起きたりします。血小板からはさまざまな増殖因子が放出され、平滑筋が動脈壁内へ遊走、増殖して動脈硬化が進展していきます。このように内皮細胞の機能的障害が動脈硬化の初期病変の発生に関係します。

動脈壁に蓄積した泡沫化マクロファージは、さまざまな炎症性サイトカインを放出します。炎症性サイトカインはさまざまな免疫反応を惹起して、ますます粥状硬化を進行させていきます。中膜にある平滑筋細胞を内膜に遊走させて内膜の肥厚を起こしたり、血小板を活性化させて血液を固めて血栓を生じやすくします。

動脈硬化の進展には酸化ストレスや物理ストレス以外にクラミジア、ウイルスなどの病原体感染も関与しています。血管壁に局所の炎症反応が起こると、免疫細胞の浸潤を伴い動脈硬化を進展させます。炎症反応は血栓形成も促進しますので、動脈硬化は炎症の結果生じるというように理解されています。

第三章　血管老化のリスクファクター

一　内臓脂肪型肥満

　脂肪組織は、余ったエネルギーを貯蔵し、寒さや暑さから体温を一定にする断熱保温器官です。一方で体にさまざまな作用を及ぼすホルモンを分泌する内分泌器官でもあります。この脂肪組織からは、体に対して良い働きをする善玉ホルモンと、悪い働きをする悪玉ホルモンが分泌されます。脂肪細胞が肥大化して肥満になると善玉ホルモンが減少して、悪玉ホルモンが増加します。

　善玉ホルモンの一つは血糖値を下げ、動脈硬化を抑制するアディポネクチンというホルモンです。脂肪細胞が肥大化すると脂肪細胞はお休みモードに入り、この善玉ホルモンが減ってしまって動脈硬化になりやすくなってしまいます。また、レプチンという食欲を抑え、代謝を活性化するホルモンが分泌されます。肥満を防ぐという意味で善玉ホルモンです。肥満になって脂肪細胞が肥大化すると増加しますが、レプチンの効果が薄れて相対的にはレプチン不足の状態になり、さらに太るという負のスパイラルに陥ります。

脂肪細胞から出る悪玉ホルモンは主に炎症性サイトカイン（TNF-α）、血圧を上げるホルモン（アンジオテンシノーゲン）、血栓をできやすくするホルモン（PAI-1）ですが、いずれも脂肪細胞が肥大化すると分泌量が増えてしまい、動脈硬化が進んでしまいます。メタボが目の敵のようにされるのは、糖尿病、高血圧、脂質異常症を促進し、しかも血管を直接的に傷めつけるうえ、血液を固まりやすくしてしまうからなのです。

肥満者（BMI≧25, BMI＝体重（kg）÷身長（m）^{2}）の割合は**男性三三・〇パーセント、女性二二・三パーセントで四〇代に肥満の人が最も多い**です[36]。日常生活でストレスや心配事が多い、不規則な生活を続けている、寝不足あるいは寝すぎているといったことが原因になります。そもそも、家計の残高と同じで、収入が多ければ黒字は増えますし、収入より支出が多ければ赤字で残高は減っていきます。加齢とともにじっとしているときの基礎代謝は減っていきます。食欲は変わらず同じだけ食べていれば、収支は黒字になってどんどん蓄えが増えて太っていきます。

褐色細胞は脂肪を燃やす

脂肪細胞は二種類あります。**白色脂肪細胞と褐色脂肪細胞**です。

白色脂肪細胞は、体内で余ったカロリーの脂質や糖を中性脂肪として蓄えた脂肪細胞です。白色脂肪細胞が中性脂肪で満杯になると、さらに脂肪を取り込むために細胞数は増えてしまいます。高度の肥満の人は、白色脂肪細胞の数が普通の人の二倍にもなることがあります。

一方、褐色脂肪細胞は脂肪を燃焼させる熱を産生する細胞です。赤ちゃんは筋肉が少なく、筋肉で熱を十分産生できないので褐色脂肪細胞がたくさんあり、脂肪を燃やして体温を保ちます。成長して筋肉がつき、筋肉で熱を産生するようになると、褐色脂肪細胞は徐々に少なくなって、成人になるころには消失すると考えられていました。最近では、大人になっても褐色脂肪細胞は完全にはなくならず、体内にある程度存在し機能していることがわかってきました。この褐色細胞は寒冷時の体温の維持の際に熱を産生するので、寒いところに行くと褐色脂肪細胞は交感神経の刺激を受けて活動を開始し、脂肪を燃やして熱を産生します。

褐色脂肪細胞は唐辛子に含まれるカプサイシンでも活性化します。唐辛子を食べると副腎からアドレナリンが放出され、酸素消費量は増加します。顔面を中心に発汗が起きるので熱の放出が行われます。その一方、褐色脂肪細胞を刺激して脂肪を燃やして熱の産生も行われます。唐辛子はカプサイシンが含まれてダイエットにいいわけですが、食べすぎると味覚がなくなり、胃が荒れるので注意が必要です。

肥大化した脂肪細胞は炎症のもと

脂肪細胞が脂肪によって肥大化すると、アディポサイトカインのうち悪玉の炎症性サイトカインが増えて、炎症を引き起こします。さらに、脂肪細胞自身がマクロファージを呼び寄せて、脂肪細胞や脂肪組織に炎症が起きてしまいます。マクロファージから炎症性物質が分泌され脂肪細胞を刺激し、悪玉アディポサイトカインを分泌して炎症が悪化します。炎症が悪化するとマクロファージがさらに炎症を悪化させ、脂肪細胞とマクロファージが相互に関連して脂肪細胞で炎症が進行していきます。炎症は膵臓を傷めると糖尿病が悪化するし、血管を傷めると動脈硬化が進行します。肥大化した脂肪細胞が原因で、全身の老化が進行するわけです。

二　高血圧

心臓から出た血液は、全身の血管を通って全身のすみずみの組織に運ばれます。その量は安静時に一分間に五リットルもあります。さらに運動時には二五リットルにも増え、それに耐える血管の強さは大したものです。

血圧は血管にかかる圧力で、心臓から拍出される血液の量と、全体としての血管の硬さ（末梢血管抵抗）によって決まります。塩分のとりすぎで全身の血液量が増えると、心臓から送り出される血液の量が増えて血圧は上がります。また、激しい運動や緊張したときには、心拍数や心臓の収縮力も増えるので血圧は上がります。動脈硬化が進んで血管が硬くなると血圧が上がります。緊張したときなどに交感神経が高まると、血管は収縮するので血圧は上がります。

つまり、血圧は、

一．血液量が増えたとき

二．心臓が早く、強く打つとき

三．血管が細く硬くなったとき

に上がります。

塩分をとりすぎるとナトリウムと水分が同時に体内に貯留し、血液量が増加します。体内の血液量は肥満やでも増加します。また、さまざまなホルモンの異常によっても増加します。心臓は運動するときや緊張すると交感神経の活動が高まり、早く強く打つようになります。逆にリラックスすると交感神経は弱まり、副交感神経の活動が高まって穏やかになり、ゆっくり、ゆったりと拍動します。

血管も交感神経によって太さや硬さを調節されています。怒ったときなど交感神経の活動が高まると、血管は収縮して細くなります。動脈硬化が進んで細く硬く変化してしまった場合、血圧は上昇します。

日本人のうち高血圧の患者さんは約四三〇〇万人と推定され、そのうち三一〇〇万人が管理不良です[37]。四〇歳以上の方の中で高血圧有病率は男性で六〇パーセント、女性では四〇パーセントを占めています。七五歳以上では、男性の七四パーセント、女性の七七パーセントが該当しますので、高齢者はほとんど高血圧であるといえます。正常血圧（収縮期血圧120mmHg未満かつ拡張期血圧80mmHg未満：診察室）を超えて血圧が高くなるほど、全心血管病、脳卒中、心筋梗塞、心不全、心房細動、慢性腎臓病などの罹患リスクおよび死亡リスクは高くなることがわかっていますので、少しでも血圧は低いほうがいいことになります[37]。血圧は少しくらい高くても自分では何ともないところが厄介です。血圧が高いかどうかは血圧計で血圧を測ってみないとわかりません。高血圧は知らぬ間に体を傷めつけるのでサイレントキラーと呼ばれます。

高血圧では動脈壁に高い圧力が加わり続けているので、それに対抗するために動脈は硬く強くなります。主に動脈壁の中膜の平滑筋が増殖する筋性動脈に生じる細動脈硬化です。これは、高い血圧に対抗しようとして動脈が丈夫になるという意味で理にかなっています。単に硬くて丈夫な血管に変わるだけならいいですが、まずいことに一部に弱いところができてしまうことがあります。脳出血は日本人に多い病気ですが、高血圧により脳の動脈の一部に弱いところができてしまい、高い血圧を受けて破れてしまい、脳に出血が生じる病気です。また、血管が細く狭くなって起こる脳梗塞や心筋梗塞などの虚血性疾患にもかかりやすくなります。

高血圧によって動脈壁へ強い力が加わり内皮細胞を傷つけ、悪玉コレステロールが動脈壁に入りやすくなります。その後、粥状硬化に進むのは前述の通りです。高血圧は腎臓の豊富な細動脈や毛細血管に負担がかかり腎機能障害を誘発し、腎硬化症と呼ばれます。腎硬化症は血液透析の原因の第三位なので、高血圧は侮るべからずです。腎機能が障害されるとカルシウム、リンの代謝異常が生じて動脈壁の石灰化が生じ動脈硬化が悪化します。

動脈壁の石灰化は、メンケベルグ型動脈硬化と呼ばれるものです。高血圧に関しては降圧薬の治療による動脈硬化性疾患の予防効果が大規模臨床試験によって示されています。すなわち降圧薬によって血圧を下げると動脈硬化を予防できて有用であるといえます。収縮期血圧を10㎜Hg、または拡張期血圧５㎜Hgの低下により主要心血管疾患二〇パーセント、脳卒中三〇パーセント、心不全四〇パーセント、全死亡一〇～一五パーセント減少することが明らかにされています[38]。

高血圧の原因の一つが塩分のとりすぎです。塩分摂取の少ない世界の地域では高血圧がみられず、年をとっても血圧はあまり上がりません[39]。国民健康・栄養調査（令和元年）では、日本人は男性一〇・九グラム、女性九・三グラム摂取していると報告されています。厚生労働省の目標は、男性七・五グラム／日未満、女性六・五グラム／日未満です。日本の高血圧予防の目標量は六・〇グラム／日未満で、世界保健機構（ＷＨＯ）の世界基準（目標量）にいたっては五・〇グラム／日未満になっています。**ＷＨＯの目標値に比べると、日本の厚生労働省の目標値は随分おおらか**なように思います。

実際**四〇歳以上では男性の六〇パーセントが高血圧症**で、家庭血圧１１５／80を正常血圧とする高血圧学会の基準からすると、四〇歳以上でこれを満たす人はほとんど皆無と思われます。四〇歳以上では全員が高血圧学会の推奨する一日六グラム／日を目指すべきということになります。減塩を意識しない味付けですと、味噌汁一杯食塩二グラム、ラーメン一杯六グラムですから、一日六グラムでも大変で、ＷＨＯの五グラム／日は達成不可能とも思えます。とはいえ、**塩分制限が必要なのは間違いなく、おいしさを失わないで塩分を少しでも減らしたいものです。炎天下での活動などで大量に汗をかいた場合は別として、**

塩分制限では健康障害になることは考えなくてもよいでしょう。

肥満者は、過食や過剰に分泌されたインスリンのために交感神経系が刺激され、血中にカテコールアミンが放出されます。カテコールアミンは末梢血管を収縮させる働きがあるため、血圧が上昇します。加えて、肥大した脂肪細胞から分泌されるアンギオテンシノーゲンという生理活性物質が血管を収縮する働きがあるため、血圧上昇へとつながります。

比較的まれですが、高血圧になる別の病気が潜んでいることがあります。副腎や脳のホルモン異常や、腎動脈の狭窄、全身の血管の病気のことがあります。高血圧の人は、特に原因のない本態性高血圧ばかりではありません。一度は病院で原因を調べることが必要です。

メタボリックシンドロームに伴う高血圧は、食事や運動の習慣を見直して肥満を改善することが何より大事です。日本人は塩分をとりすぎているので減塩の食事を心がけましょう。塩分を排出してくれるカリウムをとることも大事です。カリウムは野菜や果物に豊富に含まれています。**食物繊維は腸の中で塩分の吸収を抑えてくれる働きがあるのでたくさんとりたいものです。**食物繊維の一日摂取量は、日本人では平均すると不足気味です。

運動すると血圧が下がります。運動中には乳酸や二酸化炭素などさまざまな血管拡張物質が作られ、筋肉の血管は拡張します。血管で作られるＮＯ（一酸化窒素）は強力な血管拡張性物質の中でも強力で、血管をしなやかに保ち、動脈硬化を防ぐ働きがあります。高血圧で運動不足気味の人は、ぜひ少しでもいいので運動するようにしましょう。

血圧を下げる薬はいろいろな種類のものがあります。日本ではカルシウムブロッカーという薬が世界に先駆けて開発されました。いろいろな薬にはおのおの効果がありますが、血圧の治療という観点からは、何よりも血圧が下がることが重要です。

三　脂質異常症

コレステロールは細胞膜や、ホルモン、胆汁の成分で、生命を維持するのに不可欠な油の一種です。脳や肝臓に多く含まれています。**コレステロールは多すぎても少なすぎても寿命が短くなる**ことがわかっています。油なのでそのままでは血液には溶けず、血液の中でたんぱく質と結合して安定して存在していてリポタンパクと呼ばれます。コレステロールの約七〇パーセントは肝臓で作られ、残りの約三〇パーセントが食物由来です。肝臓では余ったコレステロールや不要なコレステロールを分解して処理し、胆汁として腸に排出します。肝臓で作られたコレステロールはたんぱく質とくっついて組織に運ばれます。悪玉コレステロール（ＬＤＬ：low density lipoprotein）とは、コレステロールがたんぱくとくっついた組織への運び屋で、比重が軽いためＬＤＬ（低比重リポタンパク）と呼ばれています。残念ながら、このＬＤＬ（悪玉コレステロール）が多すぎると組織にコレステロールが蓄積してしまい、動脈硬化を促進します。善玉コレステロール（ＨＤＬ）は、比重が重いのでＨＤＬ（高比重リポタンパク）と呼ばれています。善玉コレステロールは組織から肝臓にコレステロールを運びさる役割を担っています。組織ではコレステロールが減ることになります。つまり、組織のコレステロールを増やすのが悪玉コレステロール（ＬＤＬ）、組織のコレステロールを減らすのが善玉コレステロール（ＨＤＬ）です。

中性脂肪は、肉や魚の油、植物油など食品や体内の脂肪の大部分を占めます。単に脂肪とも呼ばれ、中性のため中性脂肪と呼ばれています。脂肪酸とグリセロールという物質でできています。脂肪酸が三本とグリセロールが結合していてトリグリセリド（triglycelid）、略してトリグリと呼ばれ一般に中性脂肪とはこのトリグリのことを指します。中性脂肪の成分の脂肪酸は、動物では飽和脂肪酸が主で、動物の中性脂肪は常温でバターやラードのように固体です。植物は不飽和脂肪酸を多く含んでいて、常温でごま油やオリーブオイルのようにほとんど液体です。中性脂肪は余ったカロリーをエネルギーとして貯蔵する役割があります。**中性脂肪は大切なエネルギー源であるばかりか、ビタミンや生体内で合成で**

きない必須脂肪酸を含み不可欠な栄養でもあります。しかし、とりすぎるとどんどん蓄積して肥満になり、運動不足と重なって内臓に蓄積しすぎるとメタボリックシンドロームを引き起こすことになります。あまりに中性脂肪が多いと膵臓に負担がかかって膵炎を起こすことがあります。

脂質異常症は、血液中の悪玉コレステロール（ＬＤＬ）、中性脂肪が高い状態で以前は高脂血症と呼ばれていました。これに加えて善玉コレステロール（ＨＤＬ）が低いことも含めて脂質異常症と呼ばれるようになりました。全コレステロールから善玉コレステロール（ＨＤＬ）を引いて得られるnonHDL-Cも使われることがあります。悪玉コレステロール（ＬＤＬ）、中性脂肪、nonHDL-Cが高いほど、また悪玉コレステロール（ＨＤＬ）が低いほど冠動脈疾患の発症率が高いことがわかっています。つまり、脂質異常症によって動脈硬化が促進するのです。

コレステロールをとりすぎると血液中のコレステロール値が上がります。また、肝臓で過剰に作られたり、肝臓でうまく処理できないときにもコレステロールは上がります。家族性高コレステロール血症では、悪玉コレステロールがうまく肝臓に取り込まれず処理されないために血液中の悪玉コレステロールが上昇し、若年でも心筋梗塞などの動脈硬化を発症します。軽症のものは三〇〇名に一名程度の頻度なので決してまれではありません。

特に重症なものは難病に指定されています。

悪玉コレステロール値が高いと、傷ついた血管壁から悪玉コレステロールが動脈の壁内へ潜り込み、活性酸素で酸化されて蓄積されていきます。免疫細胞のマクロファージが処理しきれないと、積もってドロドロの粥腫になっていきます。中性脂肪が高い場合、悪玉コレステロールのうち、特に血管壁に潜り込みやすい小さなコレステロールが増加して血管壁へ蓄積していきます。つまり、中性脂肪値が高くても悪玉コレステロールが血管の壁に蓄積してドロドロ粥腫になっていきます。また、血糖を下げるインスリンの効きが悪くなるインスリン抵抗性も増加します。その結果、血糖値が上がったままになったり、ますます脂肪がつきやすくなります。

悪玉コレステロール高値、中性脂肪高値、善玉コレステロール低値はすべて関連していて、特に運動不足はこれらすべての原因になります。そのほかには悪玉コレステロール値が高くなる原因は、カロリーのとりすぎ、コレステロールのとりすぎです。中性脂肪値が高くなるのは、カロリー、特にアルコールや炭水化物のとりすぎです。善玉コレステロール値が低くなるのは、肥満や喫煙が挙げられます。

脂質異常症の対策ですが、運動不足の人はまず運動することが大切です。**週に一五〇～三〇〇分の運動**、また、食事の内容としては、**動物性のラードやバターなどの脂や肉の脂**

身、内臓、鳥の皮などを控えましょう。お菓子や果糖を含む清涼飲料水は中性脂肪のもとになります。**アルコールはビール中びん一本、酒一合**の、一日二〇グラムまでとしましょう。コレステロールが多く含まれる食品は、鶏卵・魚卵などの卵類、レバーやモツなどの内臓系、肉類、エビやイカ、うなぎなどの魚にも多く含まれています。コレステロールの高い方はこれらの食品は食べすぎないよう注意が必要です。**青魚はコレステロールや中性脂肪を下げる働きのあるＥＰＡ、ＤＨＡといった不飽和脂肪酸が多く含まれています。**これらの不飽和脂肪酸は善玉コレステロールを維持しつつ、悪玉コレステロールを下げる働きがあります。**油の多いマグロやブリなどは、必須脂肪酸が含まれているとはいえ、カロリーが高いので注意が必要です。**

喫煙は善玉コレステロールを減少させるので禁煙をご検討ください。

薬としては、スタチンという悪玉コレステロール値を下げる薬があります。日本人が開発した薬で、悪玉コレステロール値を下げるだけでなく、血管内皮に働いて血管をしなやかにするＮＯ（一酸化窒素）を増やして動脈硬化を防ぐ働きもあります。スタチンはコレステロール値を下げるばかりか動脈硬化の進行を抑え、さらに粥状硬化を退縮させたり安定化させたりする働きもあります。そのため、冠動脈疾患や下肢の動脈硬化症ではコレステロール値が高くなくても飲むべき薬とされています。中性脂肪を下げる薬にも日本で開発されたものがあります。中性脂肪を下げて動脈硬化の進行が抑制されることが期待されます。

四　糖尿病

糖尿病は血液中の糖分（ブドウ糖：グルコース）が高値の状態です。血液中の糖が多いと尿にも糖が出てくることから糖尿病といわれています。はじめは自分では何ともありませんが、徐々に口が渇いて水をたくさん飲む、おしっこがたくさん出るといった症状が出てきます。さらに進行すると、食べても糖分がエネルギーとして使われず脂肪や筋肉を分解してエネルギーを得るようになり痩せてきてしまいます。極端な高血糖になったり、糖代謝異常によって血液が酸性になると意識がなくなったり、命に関わることもあります。

インスリンは膵臓から出るホルモンであり、血糖値を下げる働きのある唯一のホルモンです。糖尿病は、インスリンが少ないか（インスリン分泌低下）、量は足りていても十分に働かない（インスリン抵抗性）ために、血液中を流れるブドウ糖が増えてしまう病気です。

インスリン分泌低下は膵臓の働きが弱って、十分なインスリンを作れない状態です。生まれつきのこともあれば、膵臓の病気によることもあります。インスリン抵抗性は、組織でインスリンによる血糖を取り込む機能が低下している状態です。インスリンは十分な量が作られているけれど効果を発揮できず、血液中のインスリンは多くなります。一般的に糖尿病や耐糖能異常とはほとんどこの状態です。運動不足や食べすぎによる肥満を伴うことが多いです。この場合、血糖値を下げようとして過剰にインスリンを必要とする状態といえます。インスリン抵抗性の時間が長く続いて高血糖の状態が続くと、やがて膵臓が疲弊してしまい、インスリンの分泌低下が起きてしまいます。これが完成した糖尿病です。**日本人は**黒人や白人と比較して**膵臓が弱いので、高血糖が続くと糖尿病になりやすい**です。膵臓が丈夫な他の人種には、どんどん太って、お相撲さんのような体形になる人が珍しくありません。日本人では、極端な肥満になる前に糖尿病になって逆に痩せてしまいます。

初期の糖尿病やその手前の耐糖能異常は、血糖値が高いだけで特に目立った症状はありません。ところが、血糖値が高い状態を長く放置していると、糖化ストレスによって目の網膜や腎臓の細い血管、神経など全身の血管が傷ついていきます。細い血管だけでなく、太い血管も傷つけて動脈硬化が進行していきます。

血液中に増えすぎたブドウ糖は、血管の内側の壁にある内皮細胞に過剰に取り込まれます。そうすると活性酸素が生じて血管を直接傷めたり、内皮細胞内のさまざまな機能を障害したりします。また、ブドウ糖は高濃度の場合、たんぱく質に結合する性質があります。ブドウ糖の結合したたんぱく質は正常な機能を失ってしまい、細胞の機能が保てなくなります。たんぱく質が糖と結合した物質はＡＧＥｓ（Advanced glycation endproducts; 最終糖化産物、エイジス）と呼ばれます。ネーミングからわかるように老化の原因物質の一つと考えられています。骨がもろくなる骨粗鬆症の人の血管は、骨を作るたんぱく質が糖化によりもろくなり、アルツハイマー病の原因のアミロイドも、ＡＧＥｓが原因の一つと考えられています。

血管は全身に張り巡らされていて、特に毛細血管は傷つきやすく、老化しやすいともいえます。高血糖状態が続くと全身の毛細血管や太い血管も障害されて、さまざまな合併症が生じてきます。

目が悪くなる糖尿病性網膜症、腎臓が悪くなる糖尿病性腎症、神経が悪くなる糖尿病性神経障害の三つが代表的です。これらはすべて細い血管が障害されて起こるものです。糖尿病性網膜症が進行すると失明、腎症が進行すると血液透析に至ることがあります。糖尿病性神経障害は発症の頻度が高く、比較的早期から症状が出現します。末梢神経が障害されると足のしびれ、痛み、感覚麻痺などが起こります。感覚が弱くなっているので靴ずれやけがに気づきにくくなります。

高血糖状態は、細菌にとっても豊富な栄養環境で感染しやすくなります。足の糖尿病性神経障害では感覚がないので傷がついても気づきにくく、動脈硬化による血行障害も加わって壊疽が生じ、最悪の場合、足指や下肢の切断に至ることもあります。

本来動脈硬化は老化の一種ですが、**糖尿病の管理が悪いと動脈硬化の進行を速めます。**糖尿病ではしばしば中性脂肪や悪玉コレステロールが増えてしまう脂質異常症を併発します。高血糖は酸化ストレスを誘発し、血管の内皮細胞を傷めつけるは、悪玉コレステロールを酸化させて酸化ＬＤＬを増やすはで、動脈硬化をどんどん進展させてしまいます。つまり、糖尿病は血管や全身の老化を進めてしまうのです。特に、脳、心臓、下肢では動脈硬化の症状が現れやすく、時には生命に関わってきます。糖尿病恐るべしです。

糖は毒か？

医学的に糖毒性という言葉があります。高血糖状態はインスリンを分泌する膵臓に負担をかけます。高血糖状態は、余計な活性酸素を生じて酸化ストレスを生じます。膵臓、特にインスリンを分泌するβ細胞は酸化ストレスに弱いです。高血糖が続くと膵臓のインスリン分泌細胞が弱ってしまい、インスリンの合成や分泌の機能が低下してしまいます。その結果、糖尿病がより悪化するという悪循環に陥ります。正確には高血糖毒性というべき状態です。高血糖による酸化ストレスは、膵臓ばかりか全身のあらゆる細胞を障害し、炎症を起こします。**高血糖状態が続くと全身の老化が進んでしまうわけです。**

このことから糖は毒であると決めつけて、ブドウ糖や炭水化物を悪者扱いする人がいます。ブドウ糖は生命を維持するエネルギーとして最も基本的で重要なものです。特に脳ではほぼすべてのエネルギーをブドウ糖でまかなっていて、脳がブドウ糖不足になると脳細胞が死んでしまいます。甘いものを食べると幸せな気分になれるのは脳が糖分を欲するからなのです。グリコーゲンやデンプンなどの炭水化物もブドウ糖からできていて、食事として摂取すると糖に分解されて腸から吸収されます。吸収されたブドウ糖は膵臓から分泌されるインスリンにより各組織に取り込まれ、エネルギーとして使用されます。**炭水化物や糖分は生命を維持するのに必須で、最も基本的な栄養素**です。高血糖は細胞にとって毒といえますが、糖分自体は生命の活動に必須の大事なエネルギー源です。それゆえ、インスリンやその他のホルモンによって厳密に血液中の血糖の濃度が保たれる仕組みが備わっています。炭水化物ダイエットといって一切炭水化物をとらない方法を推奨する人がいます。**炭水化物や糖分のとりすぎは悪いので制限するのはいいとして、とらなさすぎはもっと悪いのでご注意ください。**

肥満と糖尿病

肥満と糖尿病は密接な関係があります。肥満になるとお腹の中や皮下組織の脂肪細胞にたくさん脂肪が蓄えられます。蓄えられた脂肪は血液の糖分が少なくなると、脳からの直接の指令や腸や膵臓のホルモンの指令を受けて脂肪酸に分解されて血液中に動員されます。脂肪酸は細胞に取り込まれてエネルギーを産生します。

脂肪細胞はエネルギーとして脂肪を蓄えているだけでなく、生理活性物質であるアディポサイトカインという物質を産生し、分泌する内分泌器官でもあります。内臓脂肪が蓄積するとアディポサイトカインの中でも、インスリンの効き目を悪くして動脈硬化を促進する悪玉アディポサイトカインが増加し、インスリンの働きをよくして血糖を下げる善玉アディポサイトカインが減少します。

やや難しいですが、**脂肪細胞は脂肪が多すぎると悪玉ホルモンを増やし、善玉ホルモンを減らすので糖尿病が悪化する**と理解してください。さらに悪いことに食欲を抑制するホルモンは増えますが効きが悪くなって、食欲が増してしまうので厄介です。一定の範囲ではよくコントロールできるように作られた人間の体ですが、その範囲を超えてしまうと悪循環に陥って病気になってしまうのです。

インスリンの働き

インスリンは、血中を流れるブドウ糖が多いとき、主に骨格筋、肝臓、脂肪に取り込まれ、血糖値を下げる働きをするホルモンです。膵臓のランゲルハンス島のβ細胞で作られます。血糖値が高いときに多く分泌され、血糖値が低いときに分泌が少なくなります。インスリンは肝臓や骨格筋でブドウ糖を、グリコーゲンというブドウ糖に水分子が結合した炭水化物の合成を促します。グリコーゲンは血糖値が下がったときブドウ糖に分解されて全身にエネルギーを供給します。脂肪細胞では、インスリンにより取り込まれたブドウ糖は脂肪に合成され、エネルギーとして保存されます。

また、インスリンはあらゆる細胞にも働きます。細胞でたんぱく質の合成を促進し、成長を促します。血糖の調整では骨格筋、肝臓と脂肪はインスリンの増加を受けて直ちに反応し、ブドウ糖を組織に取り込みます。各組織におけるたんぱく合成の促進の作用は少し時間がかかります。

インスリンの調整は複雑

インスリンは血糖の上昇以外に他のホルモンの影響を受けて分泌が調整されます。消化管ホルモンのうちインクレチン（GIP,GLP–1）というホルモンは、小腸に糖質や脂質が到達すると分泌され、膵臓に働いてインスリンの分泌を促します。この効果は血中にブドウ糖を投与するよりも強いもので、腸からブドウ糖や脂肪が吸収されるとすぐに血糖を下げるように働き始めるわけです。このうちGLP–1は糖尿病の薬になっています。

腹がへると機嫌が悪くなる

インスリンの分泌は神経によっても制御されています。食事をして血糖値が上昇すると脳の視床下部が感知して、リラックス系の副交感神経が高まります。この副交感神経は膵臓に働いてインスリンの分泌を促進します。逆に血糖値が低下すると興奮系の交感神経の活動が高まり、インスリンの分泌は抑制されて血糖値は上昇します。**お腹がふくれるとリラックスして、お腹がへると興奮して機嫌が悪くなるのは脳の血糖値のセンサーが関係しているわけです。**

糖尿病になってしまったら

まずは**食事の内容を見直しましょう。**身長、体重から計算される適切なカロリーを守ってください。この際、極端に炭水化物のみを減らすとか脂肪を減らすのは避けましょう。

炭水化物や糖分、脂肪分、たんぱく質はすべて大事な栄養素です。糖尿病の食事療法では、栄養素ごとに単位でカロリーを割り当て、簡単に摂取カロリーが計算できるよう工夫されています。**カロリーの分配はおおまかに、炭水化物五〇パーセント、脂質三〇パーセント、たんぱく質二〇パーセント**です。**糖尿病食**は実は病気の人が食べる食事というわけではなく、**カロリーが制限された栄養バランスのとれた健康食**です。すなわち、**糖尿病になっていない人も食べるべき**健康食なのです。

運動不足を解消しましょう。運動自体でエネルギーを消費し、血糖を下げ、脂肪を燃焼させます。さらに、組織での血糖の取り込みがよくなり、インスリン抵抗性が改善します。現代病といわれる二型糖尿病（後天的糖尿病）は、運動不足も一因です。産業革命が起き、内燃機関が発達し、自らの足で移動することが減ってしまってからの病気ともいえます。

五　加齢と性別

加齢は動脈硬化を進行させます。動脈硬化は血管の老化なので当たり前のようですが、メカニズムがいくつか明らかになっています。血管の内皮細胞は加齢とともに血管をしなやかにするＮＯの産生が低下します。これは、ＮＯ合成酵素（eNOS）の発現が低下するからです。内皮細胞では加齢とともに細胞増殖を起こすシグナルや、白血球を刺激して炎症を起こすシグナルが増加して動脈硬化を進行させます。さらに、中膜では平滑筋で加齢とともに血管の硬さのもとであるコラーゲンは増加し、弾力のもとであるエラスチンは減少します。その結果、血管壁の硬化が生じます。また、全身に張り巡らされた毛細血管は内皮細胞と外側の内皮細胞を固定する壁細胞からできています。この接着する分子が加齢とともに減少して毛細血管の数が減少していきます。

女性は同じ年齢の男性に比べて動脈硬化が少なく、五〇～六〇歳ごろの更年期までは特に顕著です。これは、女性ホルモンのエストロゲンによる抗動脈硬化作用によるものと考えられています。エストロゲンには食欲を抑えて、脂肪沈着を防ぐ働きがあり、**男性に比較すると閉経前の女性は内臓肥満が少なく、メタボリックシンドロームの人も少ない**ものです。これも女性に動脈硬化が少ない理由と考えられます。女性は更年期までは女性ホルモンによって動脈硬化から守られているといえます。**女性も更年期以降は男性と同じく、内臓肥満も増えて動脈硬化、すなわち血管老化がスタートしていきますので生活習慣に注意が必要です。**

六　睡眠不足

睡眠不足は動脈硬化を進行させます。 日本人の睡眠時間は他国に比べて特に短いとされています。平成一六年度版の厚生労働白書によると、睡眠時間が六時間未満では狭心症や心筋梗塞の有病率が上昇、四時間以下では冠動脈性心疾患による死亡率が睡眠時間七時間以上八時間未満の人の約二倍になるとされています。**睡眠時間一日四〜六時間以下の睡眠不足状態が長期間にわたると、脳・心臓疾患の有病率や死亡率が高まる**とも書かれています。睡眠不足は交感神経の活動を高めること、ストレスの蓄積により動脈硬化を促進します。また、糖尿病も睡眠不足で増加し、動脈硬化を促進します。**令和六年の厚労省の健康増進基準でははじめて睡眠時間が取り上げられることが決まっていて、一日七時間の睡眠が推奨されることになりました。**

睡眠不足は肥満の原因にもなります。 睡眠不足では空腹感が強くなり、食べすぎの原因になります。その理由として食欲抑制ホルモンのレプチンが減少し、食欲亢進ホルモンのグレリンが増加してしまうからです。睡眠不足では食欲を抑えることができなくなってしまうのです。

七　慢性腎臓病

腎臓は血液中の老廃物を尿と一緒に排出する臓器です。血液中のミネラルを保ったり、体液量を保ったりする働きもあります。**慢性腎臓病**（chronic kidney disease：**ＣＫＤ**）は腎臓の老廃物の排出能力が低下したり、たんぱく尿が出る場合の、腎臓の弱った状態です。**加齢とともに腎機能は低下**していきますから、高齢者になるほどＣＫＤが多くなります。**高血圧、糖尿病、脂質異常症、肥満やメタボリックシンドローム、腎臓病、家族に腎臓病の人がいる場合は要注意**です。さらに**ＣＫＤは、心筋梗塞や脳卒中といった心血管疾患の高リスク病態**とされています。

腎臓はミネラルの排出量を調整して血液のミネラルの量を一定に保ちます。腎機能が低下すると、ミネラルの代謝異常が生じます。さらに腎機能が低下するとリンの濃度が上昇します。リンはカルシウムと結合して、さまざまな組織に沈着します。高リン血症は血管の内皮細胞を障害し、血管の平滑筋細胞を骨芽細胞へと変化させてしまい、動脈硬化を促進します。特に血液透析の患者さんでは、血管の石灰化、動脈硬化が強く生じます。また、高リン血症はビタミンDの活性を下げて、血液中のカルシウム濃度を下げてしまい、骨粗鬆症の原因にもなります。

慢性腎臓病は血管内皮機能を低下させる

慢性腎臓病では血管の内皮からNO（一酸化窒素）の産生が低下して内皮機能が低下します。腎臓ではNOの原料のアルギニンというアミノ酸が尿から再吸収されますが、腎機能の低下により再吸収されなくなり、利用できるアルギニンが減少してしまいます。慢性腎臓病で生じる物質によって、NO産生酵素の機能が阻害されてしまいます。また、慢性腎臓病では酸化ストレスが増加して血管内皮機能を低下させます。

他疾患との連関

慢性腎臓病では腎臓からの尿酸の排出が悪くなり、高尿酸血症・痛風を伴いやすくなります。高血圧で腎臓内の豊富な細動脈が硬くなり、腎機能を悪化させます。このとき腎臓は、血液を要求して血圧を上昇させるホルモンを分泌します。高血圧と慢性腎臓病の悪循環に陥ります。糖尿病は高血糖による糖毒性により内皮障害や酸化ストレスにより腎機能を低下させます。このように、腎臓はいろいろな臓器と関係していて、関連しながら動脈硬化を悪化させていきます。

腎臓をいたわるために

減塩が最も重要です。**日本人はほぼ全員が塩分をとりすぎています。**塩分をたくさんとると、血液中の塩分の濃度は一定なので水分も体内にたくさん貯留します。そのため、むくみや高血圧が生じます。長く続く高血圧は腎臓の血管に負担をかけて、腎硬化症になってしまいます。食塩を過剰に摂取すると、腎臓で血液の濾過の負担が大きくなり、腎臓を弱らせてしまいます。

バランスよく食事をしましょう。たんぱく質が分解されると、たんぱく質に含まれる窒素は最終的に腎臓から尿素として排出されます。このため、たんぱく質のとりすぎは腎臓の負担になって腎臓を弱めます。平均的には日本人はすでにたんぱく質をとりすぎていて、そのために慢性腎臓病や透析が他国に比べて多いと考える人もいます。高齢者に肉食をすすめる人がいますが、その人の栄養状態、筋肉量、腎機能の兼ね合いで栄養を決めるべきで、やみくもに〝肉を食え〟は危険です。良質なたんぱく質ということなら、大豆など植物性たんぱくをとったほうがいいです。

水分をとりましょう。特に夏は発汗により、体内の水分が不足しがちです。体内の水分が不足すると尿量が減ってしまって腎臓からの老廃物の排出が減ってしまいます。腎機能の問題のない方は、野菜、果物に含まれるカリウムは体内のナトリウム（塩分）を一緒に排出します。腎機能が悪い人はカリウムがうまく排出できず、血液中のカリウムが上昇することがあります。**慢性腎臓病のある方は程度によってカリウムの制限が必要ですのでご注意ください。**

八　高ホモシステイン血症

ホモシステインは必須アミノ酸であるメチオニンの代謝産物です。ビタミンB12、葉酸を介してメチオニンに再合成される経路と、ビタミンB6を補酵素として代謝される経路があり、これらのビタミンが不足するとホモシステインは多くなります。

高ホモシステイン血症は動脈硬化の危険因子です。先天異常による高ホモシステイン尿（血）症ではさまざまな臓器の発育異常以外に冠動脈、肺、脳の血栓症が生じます。大人では主にビタミン不足により生じます。**動脈硬化と血栓症の危険因子**となります。ホモシステインは血管内皮細胞の障害作用があることが知られています。このため、ホモシステインが血中に多いと動脈硬化が進行します。また、内皮細胞の障害が強く、動脈のみならず静脈にも血栓症が発症します。下肢静脈や肺動脈にも血栓が生じて致命的になることがあります。

ホモシスティン値が高いと認知症のリスクも上昇します。**ビタミンB群、葉酸の摂取によりホモシスティンは低下します。これらのビタミンが多く含まれる緑黄色野菜はたくさん食べたいものです。**

九　歯周病

歯周病は、歯と歯ぐきの間のポケットに溜まる食べかすからできた歯垢に細菌がついて起こります。歯周病になると歯ぐきが炎症を起こして歯肉が発赤、腫脹《しゅちょう》し、歯磨きのときに出血します。歯垢はポケットの中に潜り込み、どんどん歯周組織を破壊していきます。歯磨きをすると歯周ポケットの歯周病菌が血液に流れ込んで、一時的に敗血症を起こします。敗血症にならなくても、歯垢の細菌は炎症性のサイトカインを常に血液に放出しています。

炎症性サイトカインは脂肪組織や肝組織でインスリン抵抗性をもたらし、血糖値を上昇させて糖尿病を悪化させます。また、肝臓では脂肪代謝に影響を及ぼすことも明らかになりました。糖尿病では歯周病の人が多いことから、糖尿病の合併症の一つと考えられていましたが、歯周病が糖尿病を悪化させるという悪循環に陥っているわけです。**歯周病を治療すると糖尿病が改善することもわかっています。**

外科的に切除された心臓弁や動脈瘤壁からは歯周病菌が見つかります。また、心臓血管外科で手術が必要な患者さんは、ほぼ全員が歯周病にかかっています。このことから、歯周病菌が心臓血管病に関係しているのは間違いありません。心臓血管外科手術では人工物を体内に埋め込むことが多く、歯周病菌が血液を循環して人工物に感染すると大変なことになります。手術前には全員に歯科・口腔外科を受診してもらい歯周病の管理をしていきます。歯周病そのものが動脈硬化を起こすというわけではないようですが、一旦起きてしまった動脈硬化のプラークに血液を介して歯周病菌が付着して繁殖しています。

食後の丁寧な歯磨きは大事です。お口の主治医を持って毎月検診してもらい、必要なら歯垢をとってきれいにしてもらいましょう。

第四章　メタボリックシンドローム関連疾患

動脈硬化、すなわち血管の老化の仕組みは大変複雑です。古典的な危険因子以外にも危険な要因がありますし、関係していることが確実なリスクマーカーと呼ばれる病態も数多くわかってきています。

一　脂肪肝

カロリーが余って作られる脂肪は、脂肪組織以外の臓器に沈着することがあります。肝臓にたくさんの脂肪が沈着すると脂肪肝といわれます。内臓肥満と合併しやすく、肝臓が肥満している状態ともいえます。肝臓は無言の臓器といわれ、多少傷んでも特に自覚症状は現れません。脂肪肝では特に何ともない人がほとんどです。脂肪肝は、アルコール多飲が原因のアルコール性脂肪肝がよく知られています。アルコールをたくさん飲まない人でも過食が原因で脂肪肝になります。肝臓は糖や脂肪などの物質代謝を行う重要な臓器です。内臓脂肪はメタボリックシンドロームの発症に中心的な役割があり、脂肪肝の発症にも関係します。また、脂肪肝そのものも動脈硬化の進行を加速させます。

アルコールを飲まない人で主に過食を原因として起こる脂肪肝は、非アルコール性脂肪肝（NAFLD:non alcoholic fatty liver disease）といいます。この非アルコール性脂肪肝のうち肝炎を生じたものを非アルコール性脂肪性肝炎NASH（non alcoholic steatohepatitis）といいます。脂肪肝のうち肝炎に至るのは一〇パーセントくらいとされ、肝炎は肝硬変、肝臓がんに進行すると命に関わってきます。

脂肪肝は糖尿病の原因になる

脂肪肝のうち二〇パーセント弱は糖尿病を合併します。脂肪肝が改善した方では糖尿病は数パーセントに減少することから、脂肪肝そのものが糖尿病の原因になりうると考えられています。肝臓からはヘパトサイトカインと呼ばれるホルモンが分泌されます。脂肪肝ではこのヘパトサイトカインの分泌異常が生じて、インスリン抵抗性を生じて糖尿病の原因になると想定されています。

脂肪毒性

脂肪は脂肪酸とグリセロールからできています。脂肪酸はエネルギー源であるとともに、さまざまなシグナル伝達を行います。過剰な遊離脂肪酸は、インスリンの働きを弱め、脂肪毒性と呼ばれます。また、膵臓では過剰な脂肪酸が膵臓に働いてインスリン分泌を弱めてしまいます。また、脂肪酸は血管内皮で過剰な酸素を作り、酸化ストレスを増加させて内皮機能を低下させます。すなわち、動脈硬化を促進してしまうのです。このことを特に血管脂肪毒性と呼ぶことがあります。**肝臓に脂肪が沈着するほど過剰に脂肪があることは、血管にも負担をかけていると考えるとわかりやすいでしょう。**そもそも肝臓は類洞《るいどう》という豊富な毛細血管からできている臓器です。メタボリックシンドロームによる糖や脂質など血中代謝物質の異常な増加により、毛細血管は傷みやすく、肝臓は影響を受けやすいといえます。

超音波検査やＣＴなどの画像検査や血液検査で脂肪肝が認められ、ほかの肝臓病ではないことが確認されれば脂肪肝と診断されます。血液検査だけでは肝臓に脂肪がついているかどうかは確定できないので、腹部超音波検査やＣＴによる画像検査が必要です。さらに肝炎や肝の線維化を起こしているかどうかは精密検査が必要です。肝臓の組織を調べる肝生検や、超音波を用いた肝臓の硬さと肝臓組織内の脂肪量を測定するフィブロスキャン検査で診断することができます。

今のところ、**脂肪肝に特に有効な薬はないので食生活の改善が何よりも大事**です。地中海式ダイエット（63ページ参照）は、オリーブオイル、野菜、魚介類を中心として、豊富な植物繊維質と一部の不飽和脂肪酸を取り入れる健康的な食事です。脂質異常やインスリン抵抗性、脂肪肝の改善に効果が認められています。

運動をすると筋肉で消費エネルギー増加の効果と、筋線維の肥大による基礎代謝量の増加が起きます。筋肉からはマイオカインというホルモンが分泌され、その中に糖や脂質の代謝をよくしたり、膵臓でインスリン分泌を高めるものが分泌されます。定期的に運動して肥満を改善して、血糖、脂質、血圧を管理しましょう。

二　痛風（高尿酸血症）

メタボリックシンドロームと関連して最近若い人の間でも増えているのが高尿酸血症です。尿酸があまり多いと関節で結晶になって、激痛を伴う関節炎が起こります。痛みは激烈で、風が吹くだけで痛むことから、痛風と呼ばれます。高尿酸血症は痛風発作が起こるまで自分では何ともないので厄介です。

痛風はかつては、酒飲みの病気、おいしいものばかりを食べている社長さんのぜいたく病といわれていました。今では普通の人が普通に食べている食事がかつてのぜいたくに匹敵するほど高栄養になってしまいました。そのため、**高尿酸血症は普通の人がかかる病気になってしまったのです。**

血液の中で増えた尿酸は全身を巡ります。関節で徐々に結晶になって溜まっていきますが、溜まっただけでは特に症状はありません。運動や何かの拍子に結晶が剥がれ落ちると免疫細胞が異物として処理しようとして炎症を起こします。これが痛風発作です。高尿酸血症の患者は痛風発作が起きる可能性がありますが、全員というわけではありません。通常痛みは一週間くらいで治まりますが、高尿酸血症を治療しないと発作を繰り返します。

肝臓でプリン体が代謝されて尿酸が作られ、尿から排出されます。プリン体は細胞の核の成分とエネルギーのもとであるＡＴＰ（アデノシン三リン酸）から作られます。アルコールは代謝される際にＡＴＰを過剰に消費し、尿酸が生成されます。

恐ろしいのは痛みだけではありません。長期間高尿酸血症が持続すると尿酸がどんどん関節内に溜まって、関節そのものが変形していきます。尿酸が析出してできる尿酸結節は、皮膚にもできることがあります。

尿路にカルシウムとともに尿酸が析出すると、尿路結石ができることがあります。知らず知らずのうちに、腎臓に尿酸が溜まっていくと徐々に腎機能が低下していきます。尿酸そのものも血管内皮を障害したり、酸化作用があって腎組織を障害していきます。最後には腎機能が廃絶し、血液透析が必要になることもあります。高尿酸血症はメタボリックシンドロームと関連し、血管病の発症率が高くなるので、動脈硬化のリスクマーカーと呼ばれます。

高尿酸血症治療の基本は食生活の改善です。プリン体を多く含む食品（レバー、肉、魚の干物、たらこ・いくらなど魚の卵など）を控えることです。プリン体はあらゆる食品に含まれるので、**食べすぎは高尿酸血症の原因になります。**特に夕食に一日の大半のカロリーを摂取することは尿酸値を上げます。ビールにプリン体が含まれていることはよく知られていますが、他のアルコールも過剰に摂取すればＡＴＰを消費して尿酸値を上昇させます。乳製品、特に牛乳、ヨーグルトは尿酸排出を促進し、尿酸値を低下させるとされていて、特に制限はありません。水分を多くとると、尿中に尿酸が排出されて血液中の尿酸は低下します。

三　睡眠時無呼吸症候群

睡眠時間が短いと動脈硬化になりやすいと述べました。睡眠時間のみならず睡眠の質も大事です。閉塞性睡眠時無呼吸症候群という、寝ている間にいびきがひどくて息が止まってしまう病気があります。自分では眠っているつもりなのに、寝ている間に舌がのどの奥に落ち込んで気道を閉塞してしまい、息ができなくなってしまう病気です。もともとの気道が狭く、舌の力が不十分な人がなりやすい病気です。

身体的な特徴として、肥満、脂肪が多く首が短いこと、下顎が小さいことなどが挙げられます。眠っている間に大きないびきをかいて周期的に呼吸が止まります。新幹線の運転士がこの病気で運転中に眠ってしまい、駅を二キロ通り過ぎて停車したというニュースがありました。昼間眠ってしまうことでこの病気は有名になりましたが、睡眠時間はとれているのに睡眠の質が悪すぎて実質的に睡眠不足になっています。息が止まるので酸素不足の低酸素血症になるばかりでありません。息が吸えないのに大きく息を吸おうとするので胸腔内圧が一度に陰圧になって、全身の血液が一気に心臓に戻り、心臓に極端な負担がかかります。さらにこの血液は肺にも流れ、肺動脈から血管収縮物質が生じます。胸腔内圧

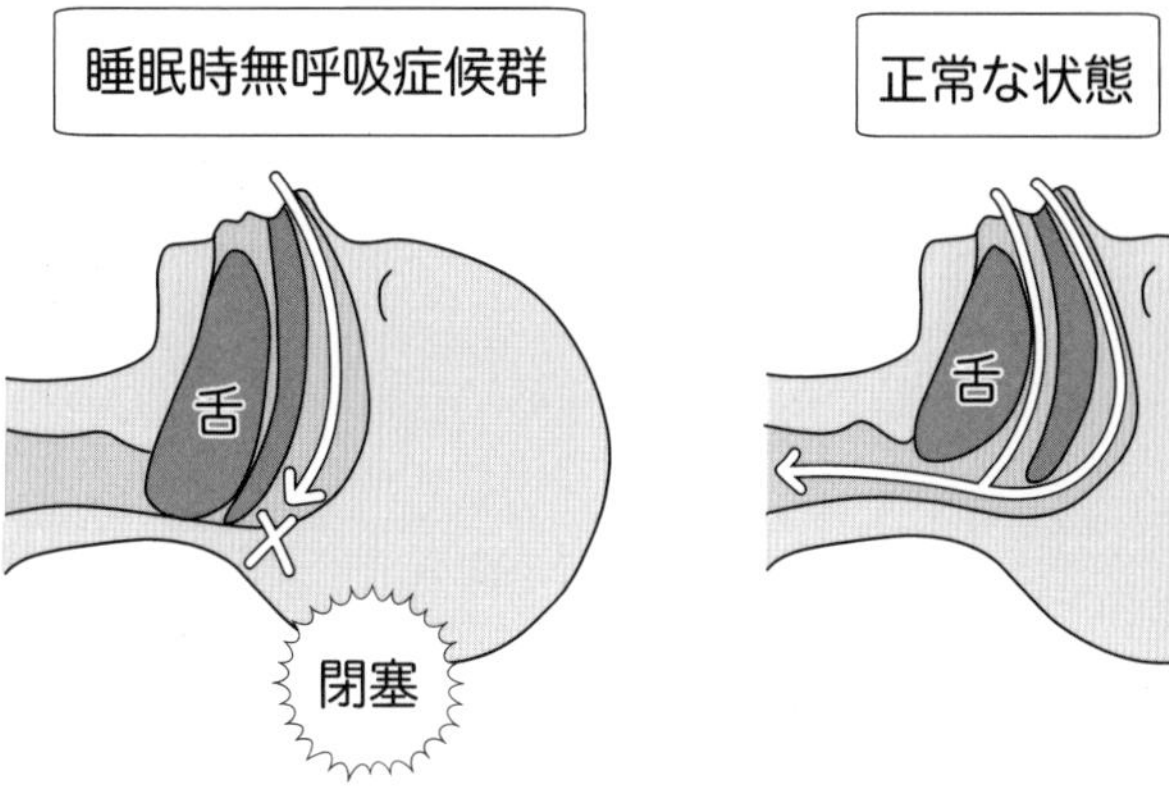

は陰圧で、心臓へは外へ拡張する力が働くのに、心臓自身は収縮しようとするので心臓に大変負担がかかります。このため、この病気の人は高血圧や不整脈、心不全になりやすく、動脈硬化にもなりやすいと言えます。

典型的には太っていて顎が小さい人がなりやすいですが、普通の体形の人でも加齢とともに、舌の筋肉の力が低下して発症します。高血圧や心不全、不整脈ばかりでなく、大動脈解離という大動脈が裂けてしまう病気の発症リスクが一・六倍にもなります。本来心身を休ませる睡眠中に体を傷めつけてしまい、突然死に結びつくこともある怖い病気ですが、ほとんど自分で気づくことはありません。眠っているときにいびきがひどい、息が止まっていると誰かに指摘されて初めて気づきます。倦怠感、眠気、夜間の頻尿など、年のせいだと思っていたことが、睡眠時無呼吸症候群の症状ということがあります。

第五章　運動の効用

運動のいいところ

運動が体にいいことはよく理解できます。スポーツマンで、よく絞れた筋肉質の体形はいかにも健康的です。体形以外に運動にはどのような効用があるのでしょうか？

一．**血液循環が改善します。**運動中には心臓の拍動数が増えて、全身の筋肉にたくさんの血液が流れます。心臓は強く丈夫になり、肺の酸素の取り込み能力は向上します。

二．全身の血管が拡張して血流がよくなります。血管が拡張すると血管はしなやかになり、動脈硬化を防ぎます。

三．**血圧が下がります。**運動中には血圧は上昇しますが、運動直後には血圧は逆に低下します。運動を継続すると安静時の血圧も徐々に低下します。

四．**ダイエット効果があります。**運動を継続すると体の糖分以外に脂肪分が使われるので脂肪の蓄積が減少します。筋肉量が増えて運動しないときの代謝も増え、摂取カロリーが多くても太りにくくなります。食事の減量のみのダイエットは大変ですが、運動と組み合わせると効果的です。

五．**血液がさらさらになります**。血液の中や全身の炭水化物、脂肪が消費されるので悪玉コレステロールや中性脂肪が減少します。

六．**骨が丈夫になります**。骨に対する刺激により骨密度が上昇し、骨折しにくくなります。

七．**バランス感覚が向上**します。運動の種類によっては、めまいや耳鳴りにも有効です。

八．よく眠れるようになります。運動中はリラックスできるので心の健康によいばかりか、体が疲れるので睡眠の質が向上します。

九．**認知機能が向上**します。高齢者では、運動によって認知症が予防できることが知られています。

一〇．**便秘が改善**します。ジョギングなどで体を上下させると重力で便が出やすくなります。

一一．**免疫機能が向上**します。適度な運動によって風邪を引きにくくなることが知られています。一部のがんになりにくくなることもわかっています。

このように**運動はいいことずくめです**。

運動不足になると

摂取カロリーが消費カロリーを上回ると、余ったカロリーは脂肪に作り変えられて貯蔵されます。つまり、運動不足は肥満の原因です。**肥満の人の多くはご自身では大して食べないとおっしゃいます。そうかもしれませんが、運動不足のために消費カロリーが少なすぎて摂取カロリーのほうが多くなれば、肥満になります。脂肪が内臓脂肪に蓄積すると、メタボリックシンドロームの原因になります。**

筋肉は、血液中のブドウ糖をインスリンの働きにより取り込んでグリコーゲンとして貯蔵します。運動不足ではブドウ糖の取り込み能力が低下してしまい、インスリン抵抗性の原因になります。また、運動不足では筋肉量も減ってしまうので、何もしないときの基礎代謝も低下します。活動量が低下して消費エネルギーが減少すると、血糖値が上昇することになります。さらに、体脂肪、特に内臓脂肪に脂肪が蓄えられ、一層インスリン抵抗性を悪化させます。脂質が使われないことも加わって、脂質異常症になってしまいます。

たくさんの血液を送る必要がないので、心臓のポンプ機能が徐々に落ちていきます。運動量の不足により筋ポンプによる静脈の還流量も減少することや、筋肉量の減少による筋ポンプ作用の減弱により、静脈に血液がうっ滞して静脈血栓や脚のむくみの原因になります。下肢の動脈では運動しないと血流速度が低下したままなので、血液の中のコレステロールが動脈壁に蓄積して粥状硬化が進んでいきます。

実際、寝たきりの方の下肢の動脈は、動脈硬化が進行して閉塞してしまっていることが少なくありません。歩けないので症状はわかりにくいですが、運動不足がいかに動脈硬化を進行させるかがわかります。また、運動不足で心臓の働きが弱くなり、不整脈の原因になることもあります。この場合、安静時の不整脈が運動によって改善することがあります。ただし、頻脈性の不整脈の場合、一定の運動制限が必要です。また、運動しないと血管のダイナミックな動きがないので血管のしなやかさが失われ、血圧が上がります。

運動不足はストレス

長時間の通勤、過酷なデスクワーク、病気や障害などによって座ることを余儀なくされる状況は、ストレスを募らせ、ストレスホルモンであるコルチゾールの値を上昇させます。コルチゾールはストレスの原因ではなくストレスの結果として分泌されるもので、体がよりよくエネルギーを使えるようにするために進化してきました。だが、身体活動を伴わない状況でコルチゾールの値が上昇すると、糖や脂肪を血流に送り込み、糖分や脂肪分の多い食べ物を欲しがらせ、皮下脂肪ではなく内臓脂肪を蓄えるようにしむけるなど、肥満や慢性炎症の原因になります。

運動の短期効果

運動すると、筋肉でたくさんのエネルギーが消費されます。筋肉以外の組織では、ブドウ糖の取り込みを減らし消費を減らします。運動時に筋組織は直接ブドウ糖を取り込めるようになります。結果的に血糖は消費されて低下することになり、運動のインスリン様効果と呼ばれます。ブドウ糖は肝臓や筋組織に蓄えられたグリコーゲンからも動員されます。さらにエネルギーが必要な場合、脂肪組織から脂肪が動員されて使われます。運動開始後一五分後くらいから脂肪酸はエネルギーを産生するようになるといわれています。

運動時には、心拍数は上昇し、筋の血流は増加しますが、脳以外の組織の血流量は減少します。激しい運動をすると胃腸の調子が悪くなるのはこのためです。また、エネルギー代謝が活発になり、酸素がたくさん必要になるので呼吸数、呼吸の深さが増えてたくさん酸素を取り込みます。このとき、息を吸うとき主に横隔膜の筋が多く使われます。息を吐くときには安静時には使われない胸郭の呼吸筋が使われるようになります。

有酸素運動では、脳から強力な鎮痛作用を持つエンドルフィンが放出されます。ランナーズハイといわれる状態の原因物質です。運動に伴う苦痛を和らげるためと考えられます。

マラソンランナーが長時間走り続けることができたり、苦しいトレーニングを継続できたりする理由です。

運動の長期効果

運動を長く続けると筋肉量が増加します。筋肉量が増加すると基礎代謝が増えて、運動しないときでもエネルギー消費が増えて血糖値が低下します。運動中は交感神経が活発になることでインスリンが減少しますが血糖値は下がるので運動のインスリン効果と呼ばれます。運動によりインスリンの効果が増強されるので、インスリン抵抗性が改善することになります。この**インスリン効果は一度の運動では二、三日しか続きませんので、継続的な運動が必要です。**

筋肉はブドウ糖をグリコーゲンとして貯蔵する器官でもあります。筋肉量が多ければ、高血糖になってもグリコーゲンとして筋肉に貯蔵することができます。つまり、高血糖に対する耐性が上がり、高血糖になりにくくなります。基礎代謝を上げるために筋肉量を増やす運動としては、負荷をかけたレジスタンス運動（スクワットなど筋肉に抵抗をかける運動）が推奨されます。運動により体脂肪は減少するので体重の変化以上に体形が変化します。

運動を継続すると、体脂肪が消費され減少するので体重がコントロールされます。ジョギング、水泳などの有酸素運動が、激しい筋トレなどの無酸素運動よりダイエット効果が高いです。また、血液中の脂質のうち中性脂肪は、運動によって消費されるので減少します。また、善玉コレステロールのＨＤＬは上昇します。

運動中には血圧が上昇しますが、血管が拡張します。運動終了後も血管拡張の効果が続くので血圧は下がります。運動を継続することにより、血管がしなやかに弾力を持つようになります。また、運動時の発汗により余分な塩分が排出されることからも血圧は下がります。

運動時に多量の血液を送り出すことができるように心臓の筋肉は肥大して、一回の心拍で送ることのできる血液量が多くなります。トレーニングを継続することで心機能は改善していくわけです。このため、安静時の心拍数は減少します。マラソンランナーでは、安静時の一分あたり心拍数が三〇回台にまで減少することがあります。

心臓の手術後、心筋梗塞後など心機能が低下した後のリハビリは重要で、トレーニングにより心機能を回復することができます。

肺活量の少ない人では、運動により胸郭可動性が改善し、肺活量は増加します。運動によって呼吸機能のうち最大酸素摂取量が増加します。つまり、運動によって呼吸の余力が増えるということで、主に呼吸筋の変化によると考えられています。また、低酸素への適応が起きて、より少ない酸素でも効率よく利用できるようになります。

運動による骨への刺激により、骨密度が増加します。宇宙飛行士はわずかな期間宇宙空間で無重力を経験するだけで、骨密度が低下することが知られています。運動による刺激により骨は丈夫になり、骨折のリスクを減らします。

適度な運動により免疫機能がアップします。女性では乳がん、男性では大腸がんのリスクが減少することが知られています。一方激しい運動をするエリートアスリートほど風邪を引きやすいことが知られていて、無理をしない適度な運動が大切です。

運動して、ほどよく疲れるとよく眠れます。睡眠の質が向上することが知られています。また、うつ病を予防し改善することも知られています。

運動を生理学的に詳しく解説すると

運動すると交感神経の働きが高まり、心臓は早く拍動し、全身の筋肉と皮膚以外の血管は収縮して血圧は上がります。筋肉では交感神経の働きにより動脈は収縮しようとしますが、筋収縮の代謝産物、乳酸やアデノシンや血管内皮で作られる血管拡張物質であるNO

の働きにより、血管は拡張します。筋肉の血流量は、安静時の数十倍にもなることがあります。心臓から拍出される血液量、心拍出量は、安静時の四～六リットルから五倍にもなります。エネルギー代謝により熱が産生されるため、体温は上昇し、皮膚の血管は拡張して皮膚血流量は増大し、放熱します。体温上昇に伴い、交感神経が活発になり汗が出ますが、これは、汗の水分が皮膚の上で蒸発することで体から熱を奪い、体温を下げようとする仕組みです。この仕組みで体温が上がりすぎないように調整します。また、運動時の筋肉の収縮により、筋肉内の静脈はポンプ作用により揉み出され、多くの血液が心臓に戻ります。

運動時には交感神経の活動が高まり、インスリン分泌は抑制されグルカゴン（血糖値を上昇させるホルモン）分泌が増加してグルコースが血液中に供給されます。筋組織を除く全身の組織ではグルコースの取り込みを減らして、肝臓や筋組織では貯蔵されたグリコーゲンをブドウ糖に分解します。筋組織では運動によって糖輸送担体（グルコーストランスポーター）が細胞膜に移動してグルコースを細胞内に取り込んでエネルギーとして消費します。つまり、運動時には筋へのエネルギー供給が最優先されて、エネルギー消費の分配が変化します。

さらに運動時には脂肪組織で脂肪は分解され、脂肪酸となり血液を介して筋組織に運ばれます。脂肪酸は筋組織のミトコンドリアで酸素を利用してエネルギーを取り出します。脂肪からエネルギーを取り出す生化学回路はβ酸化と呼ばれ、複雑で時間がかかります。このため、運動強度の強い短時間の運動時には血液中のグルコースと肝臓や脂肪に蓄えられたグリコーゲンが使われます。脂肪組織の脂肪は運動強度が低く、長時間の運動時に動員されます。このため、比較的軽い有酸素運動が脂肪燃焼すなわちダイエットによいとされます。筋トレなどの無酸素運動では、ブドウ糖が酸素なしで分解されてＡＴＰ（アデノシン三リン酸）が取り出されます（解糖系）。この反応の速度は速いものの取り出されるエネルギーはわずかで、下等動物にも備わっている原始的な仕組みです。無酸素運動で代謝された産物は後に酸素を用いてエネルギーが取り出されます。

運動を継続すると運動しないときの安静時の血圧が下がっていきます。体重減少、発汗、利尿による塩分排出作用で、血圧低下の理由の一部が説明されます。それ以外に動脈そのものが弾力を回復し、しなやかになります。血流が動脈壁で増加すると、内皮細胞にせん断応力（shear stress）が増加し、強力な血管拡張因子であるＮＯ（一酸化窒素）が増加します。長期的にせん断応力が増加するとアルギニンＮＯ生成経路が強化され、ＭＭＰ（コラーゲンなどを分解する酵素）の産生を刺激します。この結果、動脈がリモデリングし、動脈が拡張していきます。これが、運動習慣による血管拡張および血圧低下の主な分子メカニズムです。

運動すると心房からＡＮＰが放出されます。ＡＮＰは心房性ナトリウム利尿ペプチドといい、主として心房で合成・貯蔵されています。心臓の心房が進展刺激を受けると血液中に分泌されるホルモンです。水・ナトリウムの利尿、血管の拡張、レニン・アルドステロンの分泌抑制、など多彩な生理作用を有しています。ＡＮＰの分泌は、運動時には心臓の負荷を減弱する作用があります。

運動すると筋肉にあるリポプロテインリパーゼ（ＬＰＬ）活性が増大し、低比重リポプロテイン（血中カイロミクロン、ＶＬＤＬ、ＬＤＬ）の分解を促進させることによって、ＨＤＬを増やすと考えられています。

運動は認知機能を改善させますが、その仕組みは複雑です。生物学的には、運動すると脳と筋の間で神経活動のやりとりが活発になり、アセチルコリンやセロトニンなどの神経伝達物質が増加、ＢＤＮＦやＩＧＦ－１という脳神経を成長させたり、機能を改善する物質の増加が考えられています。睡眠の質が改善したり、身体能力が向上することが認知機能に好影響を与えたり、運動による社交活動も認知機能に好影響を与えることなどが考えられています。さらに、筋肉から認知症の原因物質であるアミロイドの生成を抑える物質が分泌されることがわかってきました。

筋肉ホルモン　マイオカイン

運動すると大腸がんや乳がんが予防できたり、認知症が予防できたりします。不思議な運動の効果ですが、その仕組みが最近わかってきました。**筋肉は単なる運動の際に力を出すのみならず、さまざまな生理活性物質を出す内分泌器官でもあるのです。**マイオカインは運動することで放出が増加し、運動することで筋肉が増加することもマイオカインを多く出します。

特に注目されるのは、脳に働くマイオカインです。運動が認知症予防に効果的であるのは以前から知られていましたが、その仕組みの一部はマイオカインによるものであることが判明しました。マイオカインはすでに三〇種類以上が見つかっています。

激しい運動は体の毒

心臓病のある人が激しい運動をして心臓に負担をかけると、予期せぬ事態になることがあります。マラソン大会では、心臓発作が起きるかもしれないのでＡＥＤ（Automated External Defibrillator　自動体外式除細動器）を背中にしょった救急係が自転車でコースを巡回しています。適度に運動すると風邪を引きにくくなりますが、アスリートが激しくトレーニングすると逆に風邪を引きやすくなります。体を丈夫にしようと行った運動で筋肉や関節を傷めてしまっては元も子もありません。

運動中は筋肉の血流量は何倍にも増加しますが、ほとんどの内臓の血流量は減少します。特に腎臓は虚血に弱く、腎機能の観点からは激しい運動はすすめられません。激しい運動は筋肉を挫滅《ざめつ》し、壊れた筋組織からはミオグロビンという物質が血液中に放出されます。ミオグロビンは腎毒性が強く、腎不全の原因になります。

行軍ヘモグロビン尿症とは、戦争で武器を抱えて長距離を歩いたり、走ったりした兵士が血のような赤い尿を出したことに由来しています。血液中の赤い色のもとであるヘモグロビンが足の裏で繰り返す圧迫により壊れてしまい、尿中に排出された状態です。体育会の合宿で激しい運動をすると血尿が出るとは、まさにこのことです。自分ではさほど激しい運動とは自覚していなくても、ヘモグロビンが徐々に減少して貧血の原因になることがあります。ジョギングのしすぎでも起こることがあります。

気温が高いときの激しい運動は危険が高く、要注意です。大量の発汗のとき、水分のみで補うとナトリウムが足りず、意識障害やけいれんの原因になります。低ナトリウム血症で水中毒とも呼ばれます。極端な場合、心停止や心不全に至ることもあります。**多量の発**

汗の場合には、水分と同時に塩分の補給が必要です。スポーツドリンクにはナトリウムが入っていますが、量は多くはありません。体温が上がってコントロールできないと熱中症になります。体温が上昇してしまうほどの熱中症の場合、体を冷やす必要があります。また、長く運動を続けすぎると低血糖が生じることがあります。極端な低血糖は意識障害、脳障害を起こすことがあります。

適度な運動とは

適度な運動はおのおの年齢や運動能力によって異なります。健康の維持・増進の観点からは、あまり激しい運動はすすめられません。特に高齢者では無理は禁物です。

有酸素運動とは、**散歩やジョギング、自転車、水泳などで比較的運動強度が弱く、長時間続けることのできる運動**です。酸素を利用して糖分や脂肪分からエネルギーのもとであるATPを産生するので、この名前がついています。体内で糖分はグリコーゲンとして肝臓や筋組織に蓄えられています。量に限りがあるので、運動時には脂肪も使われます。脂肪組織に蓄えられた脂肪は、リパーゼによって脂肪酸に分解され、血液で運ばれて筋組織のミトコンドリアに運ばれます。ミトコンドリアでは酸素を使ってATPが産生され、筋肉のエネルギーとして使われます。有酸素運動は長時間続けると脂肪を減らす効果があります。

運動の強度としては軽く息が弾む程度の運動で、心拍数では一〇〇～一四〇／分程度になります。運動としては、やや楽であると感じる程度の運動です。一回あたりの運動時間は長いほど効果があり、三〇分以上持続するのが望ましいです。頻度は週三回以上を目標にしましょう。

無酸素運動とは、酸素を消費せず、主にブドウ糖やグリコーゲンをエネルギーとして行う運動です。スクワット、**腕立て伏せ、腹筋運動などの筋トレ**に相当します。短い時間にエネルギーが必要なので、脂肪を分解してエネルギーを得るには時間が足りません。主に解糖系で、酸素なしでＡＴＰを産生して利用されることから、無酸素運動と呼ばれます。解糖系はあらゆる生物に備わっている原始的なＡＴＰ生成回路です。生成に要する時間は短いものの、エネルギー生成の効率は悪いです。

無酸素運動を続けると筋肉量が増えて筋力が増強し、基礎代謝は高まります。基礎代謝が高まるので運動中には脂肪は使われませんが、結果的にダイエット効果もあります。脂肪はエネルギーとして使えず、長時間継続することはできません。また、運動中の血圧はかなり上がるので心臓の負担は大きくなります。**運動するときは有酸素運動を基本として、無酸素運動を組み合わせると効果的**です。

運動の強度

運動強度（運動の強さ）は、体重一キログラムあたりに体に取り込まれる酸素の量が指標とされますが、酸素の量はわかりづらいため、メッツ（MET：metabolic equivalent）という単位が使われます。

日常生活の中で家事程度、軽い荷物運び、車の荷物の積み下ろし、荷づくり、モップがけ、床磨き、風呂掃除、庭の草むしりなどでも3・5メッツで、安静時の3・5倍の酸素を消費し、カロリーを消費します。これは早歩きに相当する活動度になります。

運動するときの注意点

運動する際には、まず準備運動を十分行いましょう。加齢とともに関節は硬くなり、可動域が減ってけがをしやすくなっています。いきなり強い運動をすると、けがのもとです。**軽い運動から徐々に運動強度を上げていきましょう。きついと感じない程度で十分効果があります。**

水分補給を十分に行って、脱水にならないようにしてください。汗がたくさん出るときは、塩分の補給も必要です。長時間運動すると低血糖になることもあります。特に糖尿病の人は薬を内服していなくても注意が必要です。

第六章　食品と栄養

食品はさまざまな栄養を含みます。食品は、体に必要な栄養素を含み、味や香りがあり、体にさまざまな効能があります。これらを表示するために、政府が審査したり、認可したりすることで表示の妥当性をチェックしています。紛らわしくて難しいですが、解説しておきます。

栄養機能食品とは、特定の栄養成分の補給のために利用される食品です。ビタミン、ミネラルを含む食品で、カルシウム入りウェハースなどが該当します。

特定保健用食品（トクホ）は、体の機能に影響を与える成分を含んでいて、摂取により保健の目的が期待できる旨の表示をする食品です。**有効性や安全性の審査が必要で、消費者庁が科学的に判断のうえ認可します。**例えば、内臓脂肪を減らすのを助けると書かれたお茶などがあります。多くはサプリメントとして販売されていて、効能に関する政府のお墨付き食品と考えればよいでしょう。

機能性表示食品とは、事業者の責任において、科学的根拠に基づいた機能性を表示した

食品です。高めの血圧を下げると書かれたトマトジュース、睡眠の質を高めると書かれた乳酸菌飲料などがあります。消費者庁は、表示の妥当性はチェックしますが、安全性や機能性のチェックは行いません。**トクホよりもゆるい範疇に入り、届出のうえ認可された健康食品といえます。**

一　カロリーのとり方とカロリー制限

低GI食

ブドウ糖は、その高い結合エネルギーゆえに、高血糖状態ではたんぱく質やさまざまな生体内の物質に結合してしまいます。また、ブドウ糖からエネルギーが取り出されるには、ミトコンドリア内で酸素と反応します。このとき、活性酸素が生じます。生体内には活性酸素を消去する仕組みが備わっていますが、一部残存してしまうことがあります。この活性酸素が酸化ストレスとなり、さまざまな物質と反応して傷みやさびが生じ、老化が進行してしまいます。すなわち、ブドウ糖が血液中に多すぎると細胞が傷み、老化が早まってしまいます。特に血管の内皮細胞は全身のすみずみの組織にあって膨大な数がありますが、高血糖状態ではもろく傷みやすいです。

また、食後に血糖値が急激に上昇する血糖スパイクが生じると、ブドウ糖が暴れるだけではなく、血糖を下げるべくインスリンがたくさん放出されます。インスリンは全身の細胞に働いてブドウ糖を細胞内に取り込むよう指示します。このため、肝臓や筋肉ではブドウ糖を取り込んでグリコーゲンを合成し、脂肪細胞ではブドウ糖から脂肪を生成して貯蔵します。同じカロリーでも一度にたくさん食べるドカ食いのほうが太りやすいのはこのためです。緩徐に上昇した血糖は体内で使われやすいですが、急に上昇したブドウ糖は高血糖の毒性のゆえに速やかに低下させる必要があり、脂肪に作り変えられてしまいます。

本書の前半でゆっくり食べることの重要性を述べました。ゆっくり、よく噛んで食べることは食後高血糖を防ぐために理にかなった食べ方です。さらに血糖値を急には上昇させない食べ物を意図的に選択することも大切です。

低GI食という言葉をご存じでしょうか？ **GIとは** Glicemic index **（グリセミックインデックス）で、**ブドウ糖の吸収を1としたときの食物の吸収速度のことで、**食後血糖値の上昇度を示す指数**です。このGIが高い食物は食後急速に血糖値を上昇させ、低GIの食品は食後血糖の上昇がゆっくりです。最もGIが高いものは砂糖水、すなわち清涼飲料水です。よく冷えたコーラなどはおいしいですが、さまざまな風味があるにせよ基本的には砂糖水そのものなので、一気に飲み干すと糖分は速やかに吸収され、血糖値は上昇します。空腹時であっても、あまり飲まないようにしたほうが無難です。炭水化物はブドウ糖の合成産物でおおむねGI値は高いです。

GIが70以上の高GI食品は菓子パン、食パンなどです。GI56〜69の中GI食品はスパゲティなどで、GI50以下の低GI食品ははるさめ、そば、玄米、全粒粉パンなどがあります。

また、果物はバナナ…55、リンゴ…36、メロン…41と甘さの割に思いのほか低値です。これは果物の甘味がブドウ糖ではなく、果糖のためで、果糖はブドウ糖の一・七倍の甘味を感じます。

血糖値の上がりやすさは、炭水化物、たんぱく質、脂質の順です。そのため、主食となる炭水化物を低GIの食品に置き換えていくことが、血糖値の上昇を抑える戦略になります。**炭水化物は摂取カロリーの五〇パーセント程度が理想的ですが、どのような炭水化物を摂取するかで食後血糖値の上昇具合が変わります。そばや玄米などGI値の低いものを選びたいものです。**

ケトジェニックダイエット

飢餓状態などで炭水化物が使用されて枯渇すると、脂質がエネルギーとして使われます。飢餓状態では脂肪組織でリパーゼにより脂肪が分解され、脂肪酸が血液中に遊離されます。肝臓に運ばれた脂肪酸はβ酸化によりアセト酢酸などのケトン体が生成され、ブドウ糖に変わるエネルギー源として使用されます。脳では主なエネルギー源はブドウ糖ですが、飢餓のときは緊急経路としてケトン体が使用されるようになります。脳以外では心臓や骨格筋など肝臓以外で使用されます。ケトン体が生成されてエネルギーとして使用される状況をケトーシスといいます。

飢餓ではなくて、食事の内容によってケトン体をエネルギー源にする食事療法を**ケトジェニックダイエット**といいます。**食事から得るカロリーのうちで極端に炭水化物の摂取を制限し、たんぱく質の摂取量を確保したうえ、残りのカロリーを脂肪から摂取します。**このため脂肪の摂取量が増えてエネルギー比率では六〇パーセント〜八〇パーセントになります。ケトジェニックダイエットは、糖質をほとんど補給しないため、肝臓でこのケトン体の産生が高まり、脂質を有効利用できるようになります。

以前より飢餓がてんかん発作を抑制することが知られていて、ケトジェニックダイエットはてんかんの食事療法として応用されています。また、一部の進行がんに有効であることも知られています。また、糖尿病においても一定の効果があることが確認されています。しかしながら、**副作用の多い食事療法**であるのも事実です。ケトンが生成される状況では急性には、無気力感やむかつき感、さらに吐き気などが生じます。ケトン体生成に伴い血液が酸性になり呼吸に影響したり、意識の低下、脱水症状などを引き起こす原因となり、ケトン体が体臭を放つことがあります。**健康目的に行うものではなく、特殊な目的を持って行われる食事療法で栄養士の管理下で行うべき**といえます。

ローカーボダイエットを提唱し、時にケトジェニックダイエットを目指して極端な食事をすすめる人がいます。**体重を減らす目的で極端に炭水化物の摂取量を減らして、ケトン体を主なエネルギー源にまでするのは危険でおすすめできません。**

二　足りないビタミン

ビタミンD

ビタミンDは小腸でのカルシウムとリンの腸管吸収を促進させ、腎臓でカルシウムの喪失を抑えます。血中カルシウム濃度を一定に維持することで、神経伝達や筋肉の収縮などを正常に行う働きがあります。ビタミンDの受容体は全身の細胞に存在し、細胞の増殖と分化に関係しています。**免疫細胞はビタミンDの働きで活性化**します。

紫外線を浴びると皮膚で作られますが、**普通の日本人が日光を浴びている程度では十分にビタミンDは作られず、不足しています。活発に屋外活動をする人以外は積極的に食事から摂取する必要があります。**欧米では日射量が少なく、ビタミンDが不足することから、ミルク、ジュースなどにビタミンDが栄養素として補充して販売されているほどです。北欧の方がほぼ裸で日光浴をするのは、ビタミンDを補うための生きる知恵なのです。

・ビタミンDの欠乏と不足

栄養状態が悪く、ビタミンDが欠乏すると、腸管からのカルシウムの吸収の低下と腎臓で再吸収が低下し、カルシウムが不足して低カルシウム血症となります。そのため、骨がもろくなって骨の軟化が起こります。特に、授乳婦では母乳へ移行するのでビタミンD不足になりやすく、母乳で育つ赤ちゃんもビタミンD不足になりやすいので注意が必要です。また、子供では骨の成長障害が起こったり、ひどい場合足の骨が曲がったり、くる病になります。高齢者の場合は骨粗鬆症になりやすく、骨折のリスクが高くなります。

日本人では、日光を浴びることが少ない方はほぼ全員、ビタミンDが不足しています。

ビタミンDは免疫を活性化する働きがあるので、**ビタミンDが不足すると**免疫がよく働きません。このため、**風邪やインフルエンザ、肺炎などの呼吸器感染症にかかりやすくなります。新型コロナ感染でもビタミンD不足の患者さんは重症化しやすい**と報告されました。また、**ビタミンDが不足すると大腸がんなどの一部のがんになりやすくなったり、治療後再発しやすくなったりする**ことがわかっています。

・ビタミンD不足は血管病のもと

ビタミンDはさまざまな細胞機能に働きかけるので、不足すると全身に障害が生じます。ビタミンDが少ないと耐糖能異常やメタボリックシンドロームになりやすくなります。ビタミンD不足はカルシウム不足になり、細胞内のシグナル伝達がうまくいかないことが関係しているようです。**ビタミンD不足の人は十分に足りている人に比べて血管病になりやすくなります。**さらに国内の研究では、ビタミンD不足により、骨のみならず筋肉量や筋力も低下することが判明しています。ビタミンDが不足すると高齢者では体力が弱ってしまうサルコペニアになりやすくなります。

・食べようビタミンD

ビタミンDは、キノコ類、魚介類、卵類、乳類に多く含まれています。魚ではサバ、アジ、サンマなどの青物の魚、鮭に多く含まれています。また、卵の黄身には豊富に含まれていますし、牛乳やヨーグルト、チーズなどの乳製品にも含まれています。乳製品にはカルシウムも豊富なので骨を丈夫にするには効果的です。またシイタケ、エリンギ、シメジ、舞茸などの**キノコ類にはビタミンDがたくさん含まれています。ビタミンDは脂溶性なので、キノコ類は炒め物にして油とともに摂取すると吸収率を上げることができます。**面白いことに、**キノコを短時間でも直射日光にあてるとビタミンDが増加する**ことがわかっています。買ってきたキノコを太陽光にあてると効果的です。

血管の石灰化を防ぐビタミンK

ビタミンKは肝臓で血液凝固のたんぱく質を作るのに必須のビタミンです。ビタミンKは脂溶性のビタミンで、人の体にたくさん蓄えることができません。このため、食事から常に摂取する必要があります。ビタミンKは無駄にしないように何度も使われる仕組みがあります。

ビタミンKは、植物性のビタミンK1と発酵によって作られるビタミンK2に分けられます。ビタミンK2は、微量ですが人の腸内でも腸内細菌によって作られています。腸炎などの腸の病気や抗生物質の内服により腸内細菌の働きが弱くなり、ビタミンKが不足することがあります。ビタミンKが不足すると肝臓で血液凝固因子が作られず、血液が固まらず出血しやすくなります。

ビタミンKは骨組織でオステオカルシン（胃から分泌されるホルモン）に働き、カルシウムをたんぱく質と結合して骨質を高める働きがあります。つまり**骨を丈夫にする**のです。ビタミンKは納豆に特に豊富に含まれていて、納豆をたくさん食べる地域の人はそうでない地域の人と比べて骨折が少ないことがわかっています。

ビタミンKは血管壁でMGP（マトリックスGlaタンパク質）に働いて血管の石灰化を防ぐ働きがあります。つまり、ビタミンKは動脈硬化を防ぐビタミンです。

・ビタミンKの多い食品

ビタミンK1は、ワカメ、のりなどの海藻類、ブロッコリー、ほうれん草などの緑黄色野菜に多く含まれています。また、レバーや肉などの動物性食品にも含まれています。ビタミンK2は、発酵によって作られるので納豆やチーズなどの発酵食品に含まれます。通常の食生活ではビタミンKは不足することはありません。しかし、**女性では高齢になると**

骨がもろくなって骨粗鬆症になりやすくなります。骨質を丈夫にするためにはビタミンKをたくさん摂取する必要があります。また、血管の石灰化を防ぐにはビタミンKをとる必要があります。**ビタミンKが特に多く含まれている納豆は、豊富な食物繊維、たんぱく質、ポリフェノールを含む日本の誇るスーパーフードです。**

葉酸

葉酸はブロッコリー、ほうれん草などの緑色の野菜に多く含まれています。血液のヘモグロビンを作るのに必須のビタミンで、欠乏すると貧血になります。また、葉酸はアミノ酸のうちメチオニンを代謝するのに必要なビタミンです。葉酸が不足するとメチオニンの代謝過程でホモシステインという物質が血液に多くなります。葉酸が十分あるとホモシステインの生成が抑えられます。葉酸のホモシステインを下げる効果が明らかになって、アメリカではパスタなどに葉酸を添加することを義務づけました。その結果、三年後にはアメリカ人のホモシステインが二割減少したそうです。

葉酸はブロッコリー、ほうれん草などの緑色の野菜に多く含まれています。貧血を防ぐのみであれば少量の葉酸で十分です。しかし、ホモシステインを減らすにはたくさんの葉酸が必要です。厚生労働省の推奨は一日あたり二四〇μgで、これはブロッコリーであれば一株（二五〇グラム）に相当します。現実的に**葉酸を十分摂取するには、サプリメントの服用を考慮**してもいいかもしれません。

三　抗酸化作用のあるビタミンと栄養素

抗酸化作用とは、動脈硬化やがん、老化などの原因物質と考えられている活性酸素やフリーラジカルを抑える作用のことです。活性酸素は呼吸によって体内に取り込まれた酸素の一部が電子を受け取って強力な化学活性を持ったものです。体内で細菌などの病原体を攻撃する働きがあり、生体を防御する免疫機能の役割を担っています。

自分の体を傷つけないように、ヒトの体には活性酸素を無害化する抗酸化システムが備わっています。ＳＯＤ（スーパーオキシドジスムターゼ）、カタラーゼなどの抗酸化の役割をはたす酵素が体内で合成されており、活性酸素が少しくらい多くなっても無毒化してくれます。しかし、過剰になって生体で処理しきれない活性酸素は自らの細胞を傷害し、酸化ストレスとなります。紫外線を浴びすぎると、皮膚の細胞内に大量の活性酸素が発生し、肌の弾力やハリを保っているコラーゲンやエラスチンを破壊・変性してしまいます。

これが肌のしわやたるみの原因となります。さらに活性酸素による皮膚細胞の損傷を防ごうとして、大量のメラニン色素が作り出され、その一部がシミとなって皮膚に残ります。このように紫外線にさらされやすい皮膚は、活性酸素のダメージを最も受けやすく、つまり最もさびつきやすい部分なのです。植物も紫外線を浴びるのは同じで、葉や果実、木の実の皮の部分では多くの活性酸素が生じます。植物も身を守るため紫外線に当たる部分では抗酸化物質を産生します。この抗酸化物質は、ヒトにとっては不足する抗酸化力を補うため、とるべき栄養素なのです。

抗酸化作用のあるビタミンはビタミンA、C、Eの三種類で、ビタミンエースと呼ばれます。

ビタミンA

ビタミンAは直接摂取する以外にも、カロテノイド類、特にβカロテンから必要に応じて体内で生成されます。カロテンはニンジン、かぼちゃなどの緑黄色野菜に含まれる橙色や黄色の色素です。ビタミンAは必要に応じてカロテンから変換されるので、カロテンだけを大量に摂取してもビタミンAが過剰になる心配はありません。**ニンジンやかぼちゃに**

多く含まれるβカロテンは特に効率よくビタミンAに変換されます。ビタミンAの主な働きは、目や皮膚、粘膜の保護や細胞の成長促進です。ビタミンAのうちレチノール・レチナールは、目の網膜細胞を保護します。また、眼の視細胞において、光の刺激を受けたときの反応にも必要です。

皮膚と粘膜細胞は、外界とヒトを隔てるバリアーです。このバリアーで**免疫が機能するためにビタミンAは必要です。**また、体内に侵入した病原体に対抗するリンパ球など白血球細胞の発生や分化にもビタミンAは欠かせません。

ビタミンAが欠乏すると視力障害が生じます。途上国の子供の中にはビタミンA不足で失明する子もいると聞きます。また、過度のアルコール摂取はビタミンAを消耗してしまいます。ビタミンAは脂溶性なので、過剰分は脂肪組織に蓄えられます。大量に摂取すると有害ですので、ビタミンAのサプリメントを服用する場合、用量を守りましょう。カロテンは必要分のみビタミンAに変換されるので過剰摂取の危険はほぼありません。

・ビタミンAの多い食物

ビタミンAは脂溶性ビタミンで、脂肪の多い組織に含まれます。**レバー、卵、バター、うなぎなどの動物性食品に多く含まれます。**体内に蓄積されやすいため、**とりすぎると健**

康に悪影響を及ぼします。通常の食生活で過剰摂取になることはありません。

ビタミンC

ビタミンCは、脂質代謝やホルモンの生成など、**体の中のさまざまな酸化還元反応に関わっていて、抗酸化力が強い**とされています。水に溶けやすい性質を持つ水溶性ビタミンです。消化管で吸収されたビタミンCは全身に運ばれ、過剰な分は尿として排泄されます。ビタミンCは、多くの生き物が体内で生成することができますが、ヒトでは生成できず、食品から摂取する必要があります。ちなみに牛乳は子牛が育つほど栄養の豊富な食品ですが、牛はビタミンCを体内で生成することができるので、牛乳にはビタミンCが含まれていません。

・コラーゲンを作るために必須

ヒトの体の約三〇パーセントを占めるコラーゲンは、繊維状のたんぱく質で、弾力や組織の固さを保つたんぱく質です。皮膚、腱、血管、骨、軟骨などに存在して強度を保っています。コラーゲンを合成するためには、ビタミンCが欠かせません。ビタミンCが不足するとコラーゲンが十分合成できなくなるので、結合組織がもろくなり、血管が弱くなって出血しやすくなります。

大航海時代の船乗りたちは、長期間にわたりビタミンCを摂取できなかったので、体の中のビタミンCが欠乏して、全身の倦怠感、食欲不振に続いて、体の各部位から出血する壊血病にかかっていました。命を落とすこともあって恐れられた病気と聞きます。ライムジュースなどの柑橘類をとることで、この病気を防ぐことができることがわかりました。先人の経験で、後にビタミンCとして発見される物質が柑橘類に含まれることがわかったのです。

ビタミンCには強力な抗酸化作用があります。活性酸素は皮膚では皮膚の細胞を障害しコラーゲンを変性して、たるみやしわの原因になります。ビタミンCは抗酸化作用によって活性酸素を除去するので、しわやたるみといった皮膚の老化を防ぐ働きがあります。また、ビタミンCはシミやくすみの原因となるメラニン色素を還元してシミを薄くします。このように**ビタミンCは美肌・美白に効果があります。**このため、化粧品にビタミンCが配合されていたり、サプリメントや医薬品として販売されています。

現代では通常の食生活で、壊血病を発症するほどビタミンCが不足することはありません。ビタミンCは水溶性のビタミンで、過剰に摂取しても腎臓から尿になって排出されてしまいます。そのため**大量のビタミンCを摂取しても健康に問題はないと考えられていま**

す。ビタミンCを大量に摂取することをすすめる専門家もいます。残念ながらビタミンCを大量に摂取した場合の抗動脈硬化の効果は限定的のようです。白内障はビタミンCの摂取により発症を減らせるようです。風邪に関してはスポーツ選手や激しい運動をする人には予防効果があります。

・ビタミンCの多い食品

みかん、レモンなどの柑橘類にはビタミンCがたくさん含まれています。そのほかイチゴ、キウイなどの**果物全般に豊富**です。ビタミンCが豊富な果物を毎日食べることは理にかなっています。ジャガイモ、ブロッコリー、キャベツ、ピーマンなどの**野菜類にもたくさん含まれています。**ビタミンCは水溶性のため、ゆでるとゆで汁に溶け出してしまいます。また、熱に弱いので長時間加熱すると壊れてしまうことがあります。**生で食べるのはもちろんのこと、長時間ゆですぎないようにして、煮汁ごと食べる、蒸すなど工夫して食べるといいでしょう。**

ビタミンE

抗酸化作用により、体内の脂質を酸化から守り、細胞の健康維持を助けるビタミンです。

ビタミンEは、脂溶性ビタミンで脂質とともに腸管から吸収されます。抗酸化作用が非常に強く、全身の細胞膜の脂肪酸や脂肪成分を酸化障害から守ります。

酸化されたビタミンEは、ビタミンCで還元され再利用されて、再び抗酸化作用を持ちます。血管壁では過酸化脂質の生成を抑制し、血管を健康に保ちます。また、血液中の悪玉コレステロール（ＬＤＬ）の酸化を抑え、動脈硬化の進行を抑えます。細胞の酸化を防ぐため、老化防止にも効果があります。このため、**若返りのビタミンと呼ばれる**ことがあります。また、赤血球の破壊を防ぐ作用もあることが知られています。

ビタミンEは血管内皮細胞でプロスタサイクリンという血管拡張物質の放出を促します。プロスタサイクリンは末梢血管を拡張させ、血行をよくします。また、血小板凝集を抑制する働きがあり、血栓の形成を予防します。その結果、血行がよくなり、筋肉疲労や頭痛にも効果があるといわれています。下肢の動脈硬化症に対しては医薬品としても販売されています。

・ビタミンEの多い食品

ビタミンEのサプリメントには、体内の脂質を酸化から守り、細胞の健康維持を助けるという効能を表示することが認められています。脂溶性ビタミンで、油の中に多く含まれています。食品の中では**ナッツ類や油脂類、魚介類などに多く含まれています。**ナッツの中ではアーモンドに特に多く含まれています。**アーモンド二〇粒**（一〇グラム）あたり、六ミリグラム含まれています。一日の成人摂取推奨量は六ミリグラムなので、**これだけで一日分がとれてしまいます。**ピーナッツにも多く含まれていますが、アーモンドの三分の一くらいです。

油脂の中では、ひまわり油では一〇〇グラムあたり三九ミリグラムとたくさん含まれています。これはオリーブオイルの一〇〇グラムあたり七・九ミリグラムの約五倍です。

魚は全般に一〇〇グラムあたり四～五ミリグラムくらい含んでいます。**魚は木の実や、油脂よりも一度に食べる量が多いので、ビタミンEを摂取するのに都合のよい食品と言えます。**

抗老化ビタミンですので、積極的に摂取することをおすすめします。

ファイトケミカル

ファイトケミカル（phytochemical）とは、植物中の化学物質でヒトの健康に役立つもののことで、**植物栄養素**と呼ばれます。植物が紫外線や昆虫、病原体から自分の身を守るために作り出す色素や香り、辛味、ネバネバなどの成分が該当します。

活性酸素やフリーラジカルは、たんぱく質を損傷したり脂質を酸化して過酸化脂質を生じさせたり、ＤＮＡを損傷して、老化、がん、動脈硬化、生活習慣病などの原因となります。

抗酸化作用のあるファイトケミカルはこのような老化関連の病態を防いでくれると考えられています。ヒトはファイトケミカルを摂取し、酸化ストレスから身を守り、体のさびつきを防いで健康を維持増進することができます。

大きく分けて、ポリフェノール、カロテノイド、含硫化合物の三つをとりあげます。

ポリフェノール

ポリフェノールは、ほとんどの植物に存在する苦味や色素の成分で、自然界に五〇〇〇種類以上あるといわれています。ポリフェノールは抗酸化作用が強く、動脈硬化など生活習慣病の予防に役立ちます。ポリフェノールのうちで、ヒトに有用な代表的なものを解説します。

・アントシアニン

アントシアニンとは、植物が紫外線など有害な光から実（身）を守るために蓄えられる青紫色の天然色素です。ポリフェノールの一種であり、ブルーベリー、ナス、シソ、紫芋などに多く含まれています。

ヒトは紫外線を受けると、メラニンという色素によって肌を黒くして体内に紫外線が入ることを防ぎます。植物も同様にアントシアニンという色素によって紫外線などから実（身）を守っているのです。視力・視覚機能の改善や眼精疲労の予防に効果があるとされており、目のサプリメントなどにも利用されています。

白内障とは、目の水晶体が白く濁って視力が低下してしまう病気です。アントシアニンには、この白内障を予防する効果があるそうです。

・カテキン

カテキンはフラボノイド系のポリフェノールの一種で、主にお茶の苦渋味《くじゅうみ》成分です。カテキンには抗菌効果があります。緑茶の生産地であり、日常的にたくさん緑茶を飲む静岡県のある地方では、胃がんの発生が少なかったそうです。茶カテキンが胃の中で胃がんの原因のピロリ菌を抑えた結果と考えられています。お寿司屋さんでは、最後にあがりといって緑茶を提供する習慣があります。これは、カテキンによる抗菌作用により、生ものから起こる食中毒を防ぐための先人たちの知恵といえます。

カテキンには脂肪燃焼作用があります。カテキンを摂取し続けると肝臓での脂質代謝が高まり、エネルギーをより多く消費するようになります。また、カテキンには糖分やコレステロールの吸収を抑えたり、遅らせたりする作用があります。このため、ダイエット効果が期待できます。

カテキンの持つ抗菌・殺菌力が、細菌の増殖を抑えて口の中を清潔に保ち、虫歯や口臭を予防する効果があります。

・カカオ

カカオはチョコレートやココアの原料としておなじみでしょう。強力な抗酸化作用を持つポリフェノールの一種です。原料のカカオ豆から発酵・乾燥・焙煎という工程を経てカカオは作られます。カカオに薬効があることは人々の経験から認知されていました。

カカオには血管拡張作用があります。カカオポリフェノールは血管内皮細胞に作用し、強力な血管拡張作用を有する一酸化窒素、ＮＯの産生を促します。ＮＯは内皮細胞において血小板の凝集を抑制します。抗酸化作用により酸化ＬＤＬを低下させます。また、血糖値の上昇を抑え、メタボリックシンドロームの予防効果があるとされています。

カカオに含まれるポリフェノールは、主にカテキンやそれが重合したプロシアニジン類です。動物実験では、食後の血糖値の上昇抑制はＧＬＵＴ４と呼ばれる、インスリンを介さずブドウ糖を細胞内に取り込む輸送たんぱくが活性化すること、インスリンの作用を増強するインクレチン様作用があることが確認されています。

株式会社明治と愛知学院大学が愛知県蒲郡市で行った「七二パーセント高カカオチョコレート一日二五グラム一か月間の摂取実験」では、摂取群で収縮期血圧の低下と善玉コレステロールＨＤＬの上昇が確認されていました。脳由来神経栄養因子（ＢＤＮＦ）が増加するようで、認知症予防にも効果があるかもしれません[40]。

アーモンドチョコは抗酸化力の強いビタミンＥが豊富なアーモンドと、抗酸化力の強いカカオの組み合わせの食品です。カロリーが高いので食べすぎは禁物ですが、少量ならばおすすめのおやつです。チョコレート単独でも健康効果が期待できますが、糖質、脂質が多くカロリーが高いので、カカオ含有量の多いものを選んで食べすぎには注意しましょう。カカオの健康増進効果を期待してココアを飲むこと、カカオ豆を使ってお菓子など料理に使うことはおすすめです。

・ルチン

そばに多く含まれるポリフェノールで、フラボノイド系に分類されています。韃靼《だったん》そばには普通のそばの一〇〇倍のルチンが含まれています。ルチンは毛細血管を強化する作用があるとされ、古くから止血薬として使用される生薬にも含まれています。効能としては、ルチンは血管を拡張して高血圧の予防に役立つとされています。また、ほかのポリフェノールと同様に抗酸化作用があります。抗炎症作用があり、関節炎やアレルギー疾患の症状を和らげる働きがあります。

そばは炭水化物に分類されますが、食後血糖が上昇しにくい低ＧＩ（Glicemic index）食です。麺類を食べたくなったとき、ラーメンやうどんよりもそばのほうが健康的であると思い出してください。蕎麦湯にもルチンが含まれていますが、蕎麦つゆをすべて飲んでしまうと塩分過多になるので注意しましょう。

・ケルセチン

ケルセチンは、皮が茶褐色の黄玉ねぎに多く含まれているフラボノイド系のポリフェノールです。ブロッコリーやサニーレタス、緑茶にも含まれています。ケルセチンは特に抗酸化活性が強いので、酸化ストレスが関与する動脈硬化、糖尿病などの予防に有効であると期待されています。抗酸化作用以外に、抗炎症作用、高血圧の予防作用が知られていま す。また、農業・食品産業技術総合研究機構の研究によると、認知症予防にも効果がある可能性が示されています[41]。

油と一緒にとると吸収がよくなるとされています。ケルセチンを含む野菜は、炒めたり、ドレッシングを使って食べるといいでしょう。玉ねぎはよく炒めると辛味成分の硫化アリルが糖質と反応して甘味成分に変わるうえ、もともとの甘味成分が際立ちます。よく炒めた玉ねぎは甘くてこくがあり、大変おいしいものです。ぜひ炒めた玉ねぎをスープやシチュー、カレーなどに使っておいしくて健康的な料理を作ってください。

・レスベラトロール

フランス人はチーズやバターなどの乳脂肪や、肉類、フォアグラなどの動物性脂肪を好み動物性脂質の摂取量が多いにも関わらず、動脈硬化や心臓死が他の西欧諸国より少ないことが知られていて、フレンチパラドックスと呼ばれています。フランスでは赤ワインの摂取量が多く、赤ワインの動脈硬化を予防する効果の研究が始まりました。赤ワインはブドウの果肉を皮や種ごとすりつぶして発酵させて作られます。このブドウの皮や種には渋味のもとのタンニン、フラボノイドなどのポリフェノールが含まれています。このうち、レスベラトロールと呼ばれるポリフェノールが抗酸化力、抗炎症作用が強く、抗動脈硬化に役立っていることがわかりました。

高脂肪食でラットを飼育し、レスベラトロールを添加した群と添加なし群で比較実験が行われました。レスベラトロールを添加した群では抗肥満効果と抗動脈硬化が認められ、生存期間が延長することが示されました[42]。つまり、レスベラトロールはこの実験系ではメタボリックシンドロームを抑制し、寿命を延ばすことになります。以前は、寿命を延ばす方法はカロリー制限のみとされていました。この実験結果を受けてレスベラトロールは無理にカロリー制限をしなくても寿命を延ばすとして爆発的に売れました。

　レスベラトロールは単独でも線虫やショウジョウバエの寿命を延ばす効果が認められています。この効果は抗老化に関わるサーチュイン遺伝子に働くと考えられています。哺乳類ではレスベラトロールが膵臓においてインスリン分泌の制御や、脂肪や糖の代謝に作用することで寿命延長効果を示すことが報告されています[43]。

　レスベラトロールはサプリメントとしても各種販売されています。寿命を延ばすかどうかは別としてお酒を飲む人なら、レスベラトロールの含まれる赤ワインを一日一杯までに抑えれば健康によいかもしれません。レスベラトロールが含まれているからといって無理にたくさん赤ワインを飲むと確実に体を害するのでご注意ください。

・クロロゲン酸（コーヒーポリフェノール）

　コーヒーにはポリフェノールの一種である抗酸化物質のクロロゲン酸が豊富に含まれています。クロロゲン酸には、血糖値を改善するほか、体内の炎症を抑える作用があります。また、糖尿病を予防する効果が示されています。コーヒーを継続的に飲むと、肝臓がんや子宮体がんを抑える効果があるとされています。糖尿病を発症するとかかりやすくなるがんは、クロロゲン酸により血糖値の上昇を抑えるので発症しにくくなるのかもしれません。がんの抑制を期待する場合、一日三杯程度のコーヒーを飲むのがよいでしょう。コーヒーはカフェインが多いので飲みすぎに注意してください。

・クルクミン

クルクミン（Curcumin）とは、生薬として使われているウコンに豊富な、黄色のポリフェノールです。スパイスとしてのターメリックは、ウコンの根茎を乾燥させ粉末にしたものです。インドでは数世紀も前から健康維持効果が知られ、スパイスとして使われています。日本でもカレーに使われていてカレーの黄色はクルクミン由来です。また、鮮やかな黄色は色素としても用いられています。

さまざまなポリフェノールと同様に、強力な抗酸化作用があります。肝臓から胆汁を排出する作用があり、また肝臓において解毒作用があるとされています。二日酔いに効くとして古くからウコンは愛用されていますが、この解毒作用によりアルコール代謝を活性化する作用があると考えられます。また、抗炎症作用があり、痛みを抑える作用があります。抗炎症作用と抗酸化作用から動脈硬化やがんを抑制するかもしれません。

カレーにはターメリックが使われています。スパイスとしても市販されているのでカレーやシチューに加えるのもいいでしょう。今や日本の国民食、カレーライスは思いのほか健康効果があるかもしれません。

カロテノイド

・カロテン

カロテンは黄色やオレンジ色の植物の色素です。カロテンはα、β、γカロテンなど何種類もあります。このカロテンには抗酸化作用や免疫賦活作用があります。カロテンの抗酸化力は強く、活性酸素を消去し、脂質の酸化を防ぎます。皮膚や眼で紫外線を受けて特殊な活性酸素、一重項酸素が生じることがあります。この活性酸素は強力で、白内障や黄斑変性症の原因となるものです。ヒトはこの活性酸素を消去する酵素を備えていません。カロテンはこの活性酸素を消去することができるので、カロテンを食事からとる必要があります。カロテンは必要に応じて体内でビタミンAに作り変えられます。

真っ赤なニンジン、真っ黄色のかぼちゃには多くのβカロテンが含まれています。その他、ほうれん草、モロヘイヤ、小松菜、ピーマンなどに多く含まれています。加熱したほうが細胞が溶解して吸収がよくなります。野菜の細胞内で溶解し、吸収されやすくなるからです。脂溶性のビタミンなので、炒めるなど油と一緒にとることでも吸収されやすくなります。これらの植物はビタミンCも豊富です。積極的に食べたいものです。

・リコペン

トマトやスイカの赤い色の色素の成分です。抗酸化作用が非常に強く、ビタミンEの一〇〇〇倍ともいわれています。脂溶性のため、油と一緒にとると吸収されやすくなります。メラニン生成を抑えて美白効果があり、肌がきれいになるといわれています[44]。ダイエット効果や血圧を下げる効果も期待されています。食品業界ではリコピンと表記することが多いですが、農水省はリコペンと表記しています。英語読みかドイツ語読みの違いです。

含硫化合物

硫黄を含む植物成分で刺激臭があり、辛味成分です。殺菌作用と抗酸化作用があります。にんにく、わさび、玉ねぎ、ねぎなどの薬味として使われるほか、加熱すると辛味がとれます。刺激が強く、食べすぎると胃に負担がかかります。

・イソチオシアネート

おろし大根の辛味成分はイソチオシアネートというファイトケミカルです。和がらしやわさびの辛味成分はアリルイソチオシアネートで、イソチオシアネートの一部です。イソチオシアネートには、抗菌作用や抗酸化作用があります。肝臓で解毒作用を強めてくれます。辛味大根にも含まれています。強力な抗菌作用を持ち、抗酸化作用を有します。薬味として口にすることが多いですが、体を守る働きがあり、積極的にとりたい食品と言えます。

・スルフォラファン

スルフォラファンはイソチオシアネート系の化合物です。ブロッコリー、ブロッコリースプラウト、キャベツに多く含まれています。野菜特有の苦味や辛味の成分です。

機能性表示食品としては、〝健康な中高年世代の方の健常域でやや高めの血中肝機能酵素（ＡＬＴ）値を低下させる機能があります〟との表記が認められています。抗酸化作用や解毒作用があり、健康食品として期待が持てます。このスルフォラファンは実験では、老化のもとＡＧＥｓ（最終糖化産物）を減らす可能性が示されています。特にブロッコリースプラウトにはたくさん含まれています。

・アリシン

アリシンは、にんにくや玉ねぎ、ねぎ、にらなど香りの強い野菜に含まれている香りの成分です。糖の代謝を促進し、エネルギーを生み出すビタミンＢ１と結びつくことによって、疲労回復・食欲増進・スタミナ増強といった効果が持続します。また、殺菌作用があり、食中毒を予防し、強い抗酸化作用により生活習慣病の予防にも役立ちます。血液をさらさらにしたり、男性機能を改善するともいわれています。薬品のアリナミンは、アリシンとビタミンＢ１から化学的に匂いを消して作られた医薬品です。

ファイトケミカルにはこのほかにも多数の種類があります。おのおの効果があり、各種のサプリメントが販売されています。特定のファイトケミカルが特別によいということはありません。たくさんの種類の食物をとり、たくさんの種類のファイトケミカルを摂取することにより、健康を維持し、血管や全身のアンチエイジングに役立てましょう。

四　腸活しよう

腸活とは腸内の細菌環境を整えて良好に保つことをいいます。腸内には何十兆もの細菌がいて各々の細菌が共生しています。体によい善玉菌、体に悪い悪玉菌、どちらでもない日和見菌に分けられます。これらの細菌はお互いに共生していて悪玉菌は不要というわけではありません。これらの細菌のバランスが崩れると、便秘になったり、免疫が弱ったり、太ったりします。**積極的に腸によい食べ物を食べることで腸内の環境を整えて全身の健康を保つことを腸活といいます。**腹部のマッサージや運動によって腸の調子を整えることを含めて腸活という人もいます。腸活の結果、便通がよくなり、よく眠れるようになり、肌荒れが改善することは誰もが経験でき、免疫がアップして病気にかかりにくくなります。

腸は体の外部に位置する口と肛門とつながっていて、腸内は体の外ともいえます。体の外である腸内と体の内部との境界は腸の壁、腸粘膜です。腸粘膜は腸内に入ってくるさまざまな病原菌が体内へ侵入するのを防ぐ大切なバリアーです。この腸のバリアーの機能が失われると病原菌が侵入して腸炎やさまざまな感染症が起こります。

腸内で善玉菌は、食物繊維をエサとして食べ、乳酸や酢酸を生み出し、腸内を酸性に保ちます。それにより悪玉菌の増殖が抑えられ、病原菌による感染を予防します。大切なバリアーである大腸粘膜の栄養素である**乳酸や酢酸などの短鎖脂肪酸は腸内細菌が食物繊維やオリゴ糖をエサに作り出します。**腸内細菌がうまく働かないと大腸粘膜が機能せず、免疫が弱ってしまいます。腸内環境を整えることは健康維持のため大変重要です。

腸活のための食べ物は、発酵食品のプロバイオティクスと食物繊維のプレバイオティクス、両方を組み合わせたシンバイオティクスに分けられます。

プロバイオティクス

プロバイオティクス（probiotics）とは、**ビフィズス菌や乳酸菌など人に有益な微生物のことです。**食品では、ヨーグルトやチーズ、乳酸菌飲料、ぬか漬け、味噌、キムチ、納豆などの発酵食品があたります。プロバイオティクスの効果として、便秘や下痢の改善効果のほか、免疫機能がアップして感染しにくくなったり、アレルギーの抑制効果などがあります。これらの発酵食品に多く含まれる乳酸菌などの善玉菌を積極的に摂取することで、腸内の悪玉菌の増殖を抑え、腸内細菌のバランスを整えることができます。善玉菌が作り出す乳酸や酢酸によって、蠕動《ぜんどう》運動がさかんになり、便秘が解消します。

ビフィズス菌や乳酸菌が腸内の悪玉菌である腐敗菌の増殖を抑える働きがあるということ、またその働きは死んでしまった菌にもあることが知られています。事実、整腸剤の乳酸菌製剤は生きた乳酸菌ではなく死菌のものもあります。プロバイオティクスは必ずしも生きたまま腸に届かなくても健康効果があります。

・ヨーグルト

牛などの乳を乳酸菌やビフィズス菌を用いて発酵させて作られます。栄養としてはもとの乳の栄養とほぼ同じですが、発酵させることで栄養の成分が消化吸収しやすくなります。ギリシャヨーグルトは乳清や水分を切って作るので、チーズに近い濃厚な味になります。

ヨーグルトにはさまざまな栄養素が含まれています。たんぱく質が豊富です。たんぱく質は乳酸発酵によって一部分解されていて消化吸収されやすくなっています。乳糖が一部分解されているので、お腹がゴロゴロしにくいです。ミルクが原料でカルシウムが豊富です。しかも、カルシウムが乳酸と結びついて乳酸カルシウムとなっていて、ミルクよりも吸収されやすくなっています。

・チーズ

ナチュラルチーズは、生乳などを乳酸菌や凝乳酵素で凝固させ、乳清の一部を除去したものです。熟成させて出荷されます。このナチュラルチーズにはたくさんの生きた乳酸菌が含まれていて、ヨーグルトと同じくらいの含有量です。プロセスチーズは、チーズを加熱して発酵を止めたものです。加熱により乳酸菌が死滅してしまうので長期保存には適していますが、プロバイオティクスの効果はナチュラルチーズのほうが優れています。

・キムチ

キムチは五大健康食品に選ばれた韓国の食材です。白菜に唐辛子、にんにく、魚介塩辛を加えて発酵させて作られます。キムチの酸味は、他の漬物と同じく発酵によって生まれます。唐辛子の辛味成分、カプサイシンによるエネルギー消費などの健康維持効果も期待できます。発酵を利用して作られる日本の伝統的な白菜の漬物も同じ効果が期待できます。時間が経って発酵が進むと酸味が強くなります。かつては冬季、山の地方では新鮮な野菜が不足するのを白菜の漬物で補っていました。キムチや白菜の漬物はプロバイオティクスとしては優秀な効果が期待できますが、塩分も大量に含まれているため、食べすぎには注意しましょう。

・味噌と醤油

味噌、醤油は古くから日本で親しまれている食品です。味噌、醤油は、大豆を酵母や乳酸菌で発酵させて作ります。乳酸菌は味噌のＰＨ値を下げ、酵母が生成しやすい環境を生み出します。さらに、乳酸菌は味噌の味を変化させたり色を向上させたりするなど、さまざまな役割を持ちます。

赤味噌は豆を蒸して麹で発酵させて作ります。長期間発酵、熟成させるため、はじめから塩分濃度は高く、熟成期間中にさらに高くなります。長期間の熟成のうちにアミノ酸とブドウ糖が反応して（メイラード反応）褐色になります。一方、白味噌は大豆をゆでてから発酵させます。ゆでることでメイラード反応を抑え、褐色になるのを防ぎます。また、発酵時間が短いので赤味噌ほど塩分濃度を高く保つ必要はありません。

味噌には、乳酸菌以外にも大豆由来の栄養素が含まれています。良質なたんぱく質、アミノ酸、脂質やビタミン、ミネラルなどが豊富です。味噌や醤油の茶色の成分はメラノイジンという褐色の物質で、強力な抗酸化作用があるといわれています。

・日本の誇るスーパーフード納豆

納豆は、大豆そのものの豊富な栄養に加えて、発酵することにより新たな栄養が作られます。それはビタミンＫとナットウキナーゼです。ビタミンＫは肝臓で血液凝固因子を作るために必須のビタミンです。骨でカルシウムとたんぱく質を結合させて骨質を高める働きがあります。納豆消費量の少ない地域では、骨折率が高いことがわかっています。さらにビタミンKは血管で血管石灰化を阻害するたんぱくを活性化します。つまり、血管の石灰化、すなわち動脈硬化を防ぎます。発酵により、ナットウキナーゼが生成され、血液凝固を防いで血栓を予防します。つまり、納豆は骨粗鬆症と血管病を防いでくれます。ミネラル、たんぱく質、食物繊維など大豆の栄養もそのままで、発酵により栄養が付加されたプロバイオティクスで、毎日食べたい日本の誇る健康食品です。

プレバイオティクス

プレバイオティクスとは、有害な病原性細菌を抑制する抗生物質（antibiotics）に対する用語です。腸の善玉菌を増やし活力を高め、ヒトの健康を高める食材で、それ自身はあまり消化されません。特徴は、消化管の上部では消化吸収されないことです。大腸内のビフィズス菌などの善玉菌のエサになって善玉菌を増やし、全身の健康に効果があります。

食物繊維とオリゴ糖が代表的です。

食物繊維は消化酵素の作用を受けずに小腸を通過して、大腸まで到達します。水に溶ける水溶性繊維にはこんにゃくに含まれるマンナンや果物に含まれるペクチンなどがあります。腸内では水分に溶けて、どろどろのゼリーのようなものになります。炭水化物や脂質などの栄養は腸内でゆっくり吸収されるようになります。ナトリウムを吸着して体外に排出する働きもあります。また、水に溶けない不溶性繊維にはセルロースなどがあります。その働きは、便の容積が増えて腸の蠕動運動を刺激し便通がよくなります。その際、悪玉菌の作った腐敗物も一緒に排出され、腸がきれいになります。

オリゴ糖は糖分子が三つ以上結合してできた炭水化物で難消化性ですが、大腸でビフィズス菌などのエサになり分解されます。種類によりますが、砂糖よりはさわやかな甘味がして、低カロリーです。大腸の善玉菌に利用され善玉菌が増加し、大腸粘膜の栄養として必要な短鎖脂肪酸を作り出し、ミネラルの吸収や免疫に役立ちます[45]。

プレバイオティクスは血糖の急な上昇の抑制、脂質異常の改善、インスリン抵抗性の改善効果があり、生活習慣病を防ぎ、血管アンチエイジングに役立ちます。また、便通を改善して整腸作用や大腸がんを予防し、炎症性腸疾患を改善します。さらに、アレルギーを抑制したり免疫が強くなります。残念なことに日本人の食物繊維の摂取量は、だんだん少なくなっているとのことです。厚労省は**一日男性二〇グラム、女性一八グラムの摂取を推奨**していて、欧米では一日二四グラム以上の摂取で脳血管病、心血管病、がんの予防効果があるとのことです。

食物繊維は野菜や果物に多く含まれています。さまざまな野菜、豆類、キノコ類、海藻類、果物に食物繊維は多く含まれています。オリゴ糖は麹菌による発酵で、みりんや味噌のほか、大豆、ゴボウ、玉ねぎなどの野菜やバナナなどの果物に含まれています。

・シンバイオティクス

プロバイオティクスとプレバイオティクスを組み合わせてシンバイオティクスと呼ばれます。オリゴ糖を含むヤクルトなどが相当します。

私の所属する名古屋大学血管外科は、かつて名古屋大学第一外科に属していました。そこでは、消化器がんの中で肝門部胆管がんという最も難易度が高い手術が行われてきました。手術後、膿瘍《のうよう》や、敗血症などさまざまな感染症が起こりますが、その対策としてシンバイオティクスが利用されています。周術期（手術前後を含めた一連の期間）にシンバイオティクス（ヤクルト）を投与することで感染症が減少し、手術成績が向上しています。その他の、消化器外科手術を合わせたデータでは、プロバイオティクスまたはシンバイオティクスにより感染症のリスクが半分にも減少するとのことです[46]。このデータは消化器外科手術後でなくても、腸内細菌や腸内環境を整えることが免疫維持に役立つことを示唆します。

腸は第二の脳

腸にはたくさんの神経があって、その数は数億個ともいわれます。腸の神経は、腸内の栄養、毒素、細菌などをモニターして腸の動きや消化をコントロールするとともに、その情報を脳に送って全身を制御しています。神経細胞の多さと脳との関連から、腸は第二の脳とも呼ばれます。お腹の調子が悪いと心が落ち込みますし、ストレスが強いとお腹の調子が悪くなります。腸と脳が神経で密接につながっているからで、腸-脳相関と呼ばれています。〝腹が立つ〟とか〝腹が固まる〟など、お腹が心や気持ちと結びついた慣用句がたくさんあります。先人は経験的に、腸-脳相関のことを理解していたようです。

腸の細胞ではセロトニンという神経伝達物質がたくさん作られていて、全身の約九〇パーセントにも達します。セロトニンは腸では腸の動きに関係し、脳では感情のコントロールや精神の安定に深く関わっています。心を穏やかにする働きがあり、幸せホルモンと呼ぶ人もいます。脳で不足すると、うつ病を発症する原因ともなります。

セロトニンはトリプトファンというアミノ酸から作られます。腸で作られるセロトニンの前駆物質は脳に運ばれてセロトニンが合成されます。この前駆物質は腸内細菌が作る短鎖脂肪酸によってたくさん作られるようになります。つまり、食物繊維やオリゴ糖をたくさん食べて腸の善玉菌に短鎖脂肪酸を作ってもらうと、脳のセロトニンが増えて、心が穏やかになり幸せになれるということになります。

五　不足しがちな微量金属

カルシウム

日本は海に囲まれた島国で降水量は豊富ですが、降り注いだ雨は山からすぐ川に流れていきます。このため、日本の水は地中に長くとどまることがありません。大陸では水はカルシウム豊富な地中を長い時間かけて流れてくるので、水にカルシウムが多く含まれています。ヨーロッパでは水はカルシウムが多く含まれた硬水で、石鹸の泡があまり立ちません。硬水を飲用に使っている地方ではカルシウム不足にはなりません。**日本では飲用の水にカルシウムがあまり含まれないので、他の食材から摂取する必要があります。**

カルシウムは体の中でリン酸と結合して、骨や歯を形成しています。一部は血液、筋肉、神経などの組織にあり、細胞の情報伝達に重要な働きを担っています。カルシウムが不足すると骨や歯がもろくなってしまいます。成長期の子供ではカルシウムがたくさん必要です。また、高齢者においてもカルシウムは不足しやすく、骨粗鬆症の原因になります。カルシウムが足りないと骨が破骨細胞により分解され、カルシウムが血液中に動員されます。その結果、カルシウムが血管など骨以外に沈着して石灰化が生じてしまい、カルシウムパラドックスと呼ばれます。つまり、カルシウム不足は動脈硬化を進行させてしまうのです。カルシウムの多く含まれる食材は骨そのものです。従って、食品として小魚など骨ごと食べられる食品には豊富です。ミルク、チーズ、ヨーグルトなど乳製品や大豆にも多く含まれています。カルシウムの吸収にはビタミンDが必要です。その際、**骨粗鬆症になりやすい女性は、意識してカルシウムを摂取するようにしましょう。キノコなどを食べて不足しがちなビタミンDも一緒にとるようにしましょう。**

リンに要注意

リンは、カルシウムとともに骨を形作る大切なミネラルです。しかしながら、リン酸塩として加工食品に広く使われていて過剰になりがちなミネラルです。食品添加物としてハム、ソーセージ、練り製品に使用されています。リンをたくさんとると、カルシウムが排出されてしまってカルシウム不足になってしまいます。リンが血液中に多いと血管の石灰化が進み動脈硬化を引き起こします。また、腎臓にも負担になります。リンも必須のミネラルですが、加工食品のとりすぎには注意しましょう。

亜鉛

亜鉛は多くの酵素に関係していて、たんぱく、ホルモン、DNAの合成に関わっています。男性ホルモンの合成、免疫機能の維持に深く関与しています。

亜鉛は細胞分裂に必要な元素で、皮膚や組織の再生に必要です。私の専門の血管外科では血行障害が原因の、足に難治性の傷がある患者さんでは、亜鉛の血中濃度を測定します。亜鉛は傷の治癒に必要ですが、多くの患者さんでは亜鉛が不足していて補充が必要です。欠損した組織を再生するには、たくさんの亜鉛を必要とするわけです。不足すると、免疫機能が低下して感染に対する抵抗力が低下したり、自己免疫に関係することがあります。慢性湿疹や、爪の異常、脱毛を起こすことがあります。

舌で味覚を感知する味蕾は、亜鉛が不足すると再生されず、味覚障害が生じることがあります。亜鉛は汗や尿から排泄されるため、スポーツ選手では不足することがあります。過度なダイエットによって女性の中で亜鉛不足が原因の味覚障害が発生しています。ダイエットをしている方は注意が必要です。

亜鉛は牡蠣に多く含まれています。牡蠣のシーズン中、特に男性はなるべく食べるようにしたいものです。また、アーモンドなどのナッツや牛肉に多く含まれています。日本が誇るスーパーフードである納豆にも多く含まれています。

マグネシウム

マグネシウムは、カルシウムやリンと結合して骨を形作っています。体内ではマグネシウムの約五〇パーセントが骨に含まれて貯蔵されています。血液中でマグネシウムが不足すると、骨から溶解して使用されます。

体の中ではさまざまな酵素の働きを助けています。エネルギー産生機構に関係していて、マグネシウムが不足すると糖の細胞内への取り込みの低下、インスリンの分泌低下により糖尿病の発症に関係することがあります。リンが過剰の場合、動脈の石灰化が生じますが、マグネシウムはこの作用を弱める働きがあります。栄養素の合成・分解過程のほか、遺伝情報の発現や神経伝達などにも関与しています。血管を拡張させて血圧を下げたり、血小板の凝集を抑え、血栓を作りにくくしたりする作用もあります。このため、マグネシウムの不足は血管老化の原因となるわけです。

マグネシウムは海水に多く含まれています。このため、魚介類にマグネシウムは多く含まれています。ナッツや豆類にも多く含まれています。肉にはあまり含まれていないので肉食が多い欧米の食事では不足気味になります。肉や加工食品ばかり食べているとマグネシウム不足になるかもしれません。**魚介類、海藻類、豆類、野菜を使った伝統的な和食はマグネシウム豊富で健康によいものです。**

六　あぶらも大事

脂質は、ぎとぎとして体に悪そうなイメージがある一方で、豚の背脂（ラード）や牛脂などの白く固まった脂は調理にうまく使えば風味も味わいも大幅にアップしておいしいものです。脂質は、単位重量あたりの熱量が九キロカロリー／グラムと炭水化物やたんぱく質の二倍以上あります。そのため、脂肪を食べると効率よくエネルギーをとることができます。また、エネルギーとして貯蔵するのに、他の栄養素より軽く済むので効率がいいわけです。

ヒトが体内で生成することができない必須脂肪酸や脂溶性のビタミンがあり、必ず食べなくてはならない栄養素です。効率よくカロリーを摂取できることと併せて、あぶらを食べると脳の報酬系が反応して、満足感や幸福感が得られます。現代の食生活では意識しないととりすぎてしまう栄養素で、いわば中毒性がありとりすぎると肥満になります。前に述べた沖縄の健康状態の悪化は、脂質のとりすぎによるものです。

不飽和脂肪酸

脂肪酸のうち不飽和脂肪酸は、ヒトでは合成することができないので必須脂肪酸と呼ばれ、食事から摂取する必要があります。化学的には、共有結合の数で分類されます。飽和脂肪酸と異なり、体によい生理的活性を持っています。

・オメガ3系脂肪酸

オメガ3系は、魚の油に含まれるＥＰＡ（エイコサペンタエン酸）、ＤＨＡ（ドコサヘキサエン酸）といわれる油です。炎症や動脈硬化を防ぐ働きがあり、サプリメントや医薬品として販売されています。記憶力や言語能力などの認知機能を改善するといわれています。植物ではリノレン酸が、亜麻仁油やえごま油に含まれています。

・オメガ6系脂肪酸

ごま油、大豆油、ナッツに含まれるリノール酸はオメガ6系といわれる脂肪酸です。適度にとるとコレステロールを下げて動脈硬化を防ぎます。とりすぎると逆にコレステロールが増えてしまうので注意しましょう。

・オメガ9系脂肪酸

オリーブオイルやアーモンドに含まれるオレイン酸は、オメガ9系脂肪酸と呼ばれます。適度にとると動脈硬化疾患を防ぐ働きがあります。ヒトでは合成できるので、とりすぎないことが大切です。

・ＥＰＡとＤＨＡ

グリーンランドの先住民族イヌイットは、総カロリーの四割をアザラシなどの動物性脂肪から摂取していて、野菜をほとんど食べません。にもかかわらず、心筋梗塞の発症が少ないと報告されました[47]。アザラシの脂質には、エサである魚由来のオメガ３系不飽和脂肪酸が多く含まれています。そこで、イヌイットの食事に多く含まれるオメガ３系不飽和脂肪酸には、動脈硬化を抑制する働きがあるとして研究が進みました。ＥＰＡ（エイコサペンタエン酸）とＤＨＡ（ドコサヘキサエン酸）が血栓形成を抑え、炎症を抑えて動脈硬化の進行を抑えることがわかったのです。

・ＥＰＡは医薬品

純濃度の高いＥＰＡは日本では医薬品として、閉塞性動脈硬化症に使用されています。中性脂肪を下げる効果もあることから、中性脂肪を下げる薬としても保険適用が追加されました。ＥＰＡは日本でコレステロールの高い患者さんを対象に治験が行われ、コレステロールの低下作用なしに、冠動脈疾患の発症を低下させることが示されました。ＥＰＡは抗炎症作用や、抗血栓作用により心臓の動脈硬化の進行を抑えたと考えられています[48]。ＥＰＡ、ＤＨＡはアレルギーや炎症性疾患にも効果があるとされています。魚の中でも、イワシ、サバなどの青魚に多く含まれています。海洋国家の日本では容易に食することができる食材です。できるだけ食べるようにしたいものです。

ＥＰＡとＤＨＡを合わせた製剤は、日本では中性脂肪を下げる医薬品として認可されており、サプリメントとしても販売されています。

食べるな、トランス脂肪酸

トランス脂肪酸とは聞き慣れないかもしれません。

植物油や魚油などの不飽和脂肪酸は、ほとんどがシス型の不飽和脂肪酸です。シス型は酸化しやすく、痛みやすいものです。さらに常温では液体のため扱いにくいので、水素を添加して液体の油から半固体、または個体の油を工業的に製造する方法ができました。

化学的には水素を添加すると不飽和脂肪酸が変化して飽和脂肪酸が増加しますが、このときに水素結合の位置が異なるトランス脂肪酸が生じます。天然にも存在しますが、その割合は一パーセントと非常に少ないものです。マーガリン、ショートニングに含まれ、これらを材料とするパン、ケーキ、ドーナツ、クッキーなどの洋菓子、スナック菓子、生クリームや、フライドポテト、ナゲットなどの揚げ物に含まれています。ふっくらフワフワのパン、時間が経ってもカリッとしたままの揚げ物、サクッとしたクッキーなど食感を改善するうえ、酸化しにくく固体で扱いやすく魔法の油脂といえます。

ところが、トランス脂肪酸は血中の悪玉コレステロールを増やし、善玉コレステロールを減少させ、冠動脈疾患などの動脈硬化を増加させることがわかりました。このため、世界保健機関（ＷＨＯ）は、生活習慣病を防ぐための目標として、食品中のトランス脂肪酸から摂取するエネルギー量を、総摂取エネルギー量の一パーセントよりも少なくすることを示しています。このため、ニューヨーク州やカリフォルニア州、カナダ、台湾、タイではトランス脂肪酸の食品への使用を禁止しています。ヨーロッパ、韓国、中国、香港では食品中のトランス脂肪酸濃度の表示が義務づけられています。このように、さまざまな国が規制しているのに、日本では表示義務さえありません。日本人はもともと油の消費量が少ないうえ、トランス脂肪酸の含有量は〇・五〜〇・六パーセントしかないことが根拠のようです。

現在は各食品メーカーがトランス脂肪酸をなるべく少なくするよう懸命の努力を続けて

います。しかし、血管老化を進めてしまうことがはっきりしているトランス脂肪酸は、魔法の油脂とはいえ、避けたいものです。天然のものはともかく、工業的に製造されたものは、脂質異常症の人、その心配がある人、肥満の人は食べないようにすべきです。そうでない人でも食べないようにしたほうが無難です。

七　ちょっとご注意

メイラード反応とＡＧＥｓ

パンケーキをこんがり焼くと、いい香りがして、キツネ色のおいしそうな焼き色がつきます。これがメイラード反応と呼ばれるもので、焙煎したコーヒー、ビール、味噌、醤油などがメイラード反応によるものです。糖がアミノ酸やたんぱく質と結合してできるもので多数の種類があります。メイラード反応で生じるメラノイジンはかつお節、コーヒー、ビールなどに含まれ、芳ばしい香りがして嗜好性が増します。玉ねぎをよく炒めると褐色になっていい香りがするのも、メイラード反応の産物由来です。食品としてこのメラノイジンは抗酸化作用を持ち、抗動脈硬化が期待できるものです。

ただ加熱しすぎて焦げに近くなると、有害な物質が生じます。その一つがアクリルアミドと呼ばれるもので、ジャガイモのようなデンプンなどの炭水化物を多く含む食材を高温で加熱した食品に含まれています。フライドポテト、ポテトチップス、カリカリに焼いたトースト、ビスケット、クラッカーなどに含まれます。

このアクリルアミドには発がん性が確認されたので、ことは穏やかではありません。一切口にしてはいけないというわけではありませんが、アクリルアミドは極力とらないようにしたほうが無難です。このため、**揚げ物を調理するときは温度と時間を守って揚げすぎない、フライドポテトやコロッケなどのジャガイモ料理は褐色でなく黄金色に、パンをトーストするときには焦がさず薄いキツネ色にということをヨーロッパでは推奨しています。**

・食べるな、お焦げ

農林水産省の実験では、黒こげに近い野菜や食パンにはアクリルアミドが比較的多く生じるとのことです。かつて、魚の焦げを食べるとがんになるといわれたことがあります。調理の際は焦げを作らないように注意して調理し、おいしく食べて健康でありたいものです。

・ＡＧＥｓ（Advanced glycemic endproducts：最終糖化産物）

体内で起こるメイラード反応は、老化に深く関係することが明らかになってきました。

皮膚におけるコラーゲンの糖化反応は、肌のハリと弾力性を失わせ、しわやたるみの原因です。骨のコラーゲンが糖化すると、骨の質が劣化して骨の強度が低下します。また、糖化された老廃物の蓄積が、白内障や動脈硬化の進行と関連しています。アルツハイマー病は脳内のアミノ酸が糖化されるという説もあります。

糖尿病の患者さんは、高血糖のため体内でメイラード反応が起こりやすい状況です。高濃度のブドウ糖は反応性が高く、体内のたんぱく質と反応してたんぱく質を劣化させてしまいます。糖尿病でみられる白内障は、水晶体の中のたんぱく質の変性が原因です。白内障は加齢で生じますが、糖尿病の患者さんは比較的若年でも発症します。動脈硬化も同様で、血管壁のコラーゲンやエラスチンといったたんぱく質が糖化反応を受けて劣化することが原因の一つです。

糖尿病の過去一か月程度の血糖値の状態を反映するヘモグロビンA1cという検査項目があります。この項目はヘモグロビンとグルコースによって生成する糖化産物AGEsです。生体におけるメイラード反応によりたんぱく質のAGEs化が進行することは、たんぱく質を劣化させて老化の原因となっています。このAGEsを測定することで、老化や老化関連疾患の発症マーカーとしての利用が期待されます。

AGEsが生体において悪影響を与えると考えられている理由は、たんぱく質中のアミノ酸が糖化することで構造変化が起こること、酵素であれば活性が落ちてしまうことです。さらに、生成したＡＧＥｓを認識する受容体（ＲＡＧＥ：receptor for AGEs）を介して炎症反応などを惹起することがあります。血管内皮にはＲＡＧＥ（レイジ）があって、ＡＧＥｓが接着すると酸化ＬＤＬが産生されることが知られています。酸化ストレスのみならず、糖化ストレスも単独で動脈硬化の原因になるわけです。これを受けてこんがり焼けたステーキや、あめ色の北京ダックなど褐色の食べ物をＡＧＥｓと呼び、老化の原因となるので食べるなと言う人もいます。しかし、焦げてしまった場合はともかく、褐色というだけで老化につながる食べ物というわけではないようです。

第七章　嗜好品

一　酒は百薬の長か

酒は古来、百薬の長といわれています。お酒を少したしなむことは健康を維持し、増進すると考えられてきました。事実、少量お酒を飲む人は、全くお酒を飲まない人より血管病の発症は少ないです。その要因はストレス解消の効果や血圧の低下、善玉コレステロール（ＨＤＬ）の増加の作用であると考えられています。

短時間で大量のアルコールを飲むと、血液中のアルコール濃度が上昇し、中毒症状が生じます。酩酊と呼ばれる一過性の意識障害が生じ、嘔吐、呼吸状態が悪化します。最悪死亡に至ることは、みなさんよくご存じでしょう。

アルコール多飲による肝臓病はよく知られています。**飲酒量が多いほど、飲酒期間が長いほど進行します。**進行は個人差が大きく、若年のアルコール性肝硬変や、飲酒量の少ない女性にもみられます。最初はアルコール性脂肪肝として始まりますが、まれには重症化することがあります。アルコール多飲が続くと線維化が進んで肝硬変へと進行し、肝臓がんを発症することがあります。

急性膵炎は、アルコール飲酒歴が短くても多飲によって起こります。膵臓はたんぱく質や脂肪を分解する消化酵素を作る器官で、膵炎を起こすと膵組織から消化酵素が漏れてしまい、自分の体を消化してしまいます。膵炎によって膵臓自身も消化されてしまうと、さらに膵液が漏れてしまい、腹腔内熱傷と呼ばれるほど重症化します。**アルコール多飲が長期間続くと慢性膵炎になります。膵臓はインスリンを産生する器官でもあるので、インスリンが分泌されなくなり、糖尿病を併発します。**

　アルコール多飲はうつ病に関連しています。また、**認知症になりやすい**ことも自明です。アルコール摂取は少量でも**がんのリスクを増加**させます。少量のアルコール摂取が心血管病を抑制するとしても、がんやその他の疾患が増加することや、少量のアルコールでも転倒などの事故につながることもあります。残念ながら、少量であっても酒は百薬の長とは言い難いということになります。

二　血管毒のたばこ

喫煙は動脈硬化の危険因子で、たとえ一日一本だけの喫煙でもリスクが上昇します。私の専門領域である血管外科で扱う腹部大動脈瘤や、下肢閉塞性動脈硬化症の危険因子でもあります。本人がたばこを吸わなくても、隣にいる誰かのたばこの煙を吸ってしまう受動喫煙でも動脈硬化が進行しますので、喫煙者は配慮が必要です。

では、どのようにして喫煙が動脈硬化を促進するのでしょうか？　たばこを吸うとニコチンが血液に吸収されます。このニコチンは脳ではドーパミンという脳を幸せにする物質やその他の神経伝達物質を放出します。これらの物質は交感神経を刺激し、血圧や心拍数を上昇させ、血管を収縮させます。また、血小板やその他の凝固因子を活性化して血液が固まりやすくなります。また、交感神経を介して血中の中性脂肪、悪玉コレステロールを増加させるうえ、善玉コレステロールを減少させてしまいます。

さらに煙に含まれるさまざまな物質が血管の内皮細胞を傷つけ、悪玉コレステロールの血管壁への侵入を許してしまいます。特にたばこの煙には、さまざまな酸化物質が含まれています。この酸化物質が直接肺で血液に吸収され、全身を酸化させる酸化ストレスが増大します。悪玉コレステロールを酸化させ、血管壁に侵入すると動脈硬化が始まります。しかも、たばこの煙には不完全燃焼のため一酸化炭素が生じます。一酸化炭素は酸素へモグロビンと強力に結合して、本来運ぶべき酸素の結合が減ってしまいます。火事やマンホール事故などで一酸化炭素中毒で死亡するのは、血液中の酸素欠乏によるものです。一酸化炭素を吸うと体が酸素を要求するので、酸素を運ぶへモグロビン量は増加してしまいます。その結果、血液の粘調度（ねばねば度）が上がって血液が固まりやすくなります。つまり、喫煙は血管を傷めつけるのみでなく、血液もどろどろにして固まりやすく変えてしまいます。

ニコチンには依存性があります。ニコチンは中枢神経系のうちドーパミンを介する脳内報酬系に作用して多幸感をもたらします。今では習慣的にたばこを吸うことはニコチン依存として精神疾患にとりあげられています。コカイン中毒やモルヒネ中毒と同じく薬物依存症の一種というわけです。ニコチンは、たばこの煙を吸って数秒以内に脳細胞に到達します。ニコチンは体内から消失するのも速いため、喫煙者では喫煙後三〇分程度でニコチンが切れてしまいます。そして次の一本が欲しくなるのです。脳が常にニコチンを欲しがるようになってしまい、これがニコチン依存です。

血管外科の臨床では、下肢の動脈硬化で手術が必要な患者さんはほぼ全員喫煙者であるという事実があります。これは喫煙が動脈硬化・血管閉塞にいかに深く関係しているかを物語っています。**動脈硬化を発症してしまった患者さんがなすべきことは、まずは禁煙です。**動脈硬化になっていない人も喫煙は単なる毒で百害あって一利なしです。喫煙とがんとの関連はみなさんよくご存じで、たばこの煙には四〇種類以上の発がん物質が見つかっています。喫煙する方は、ぜひ禁煙をご検討ください。

第八章　加齢と動脈硬化関連病

一　更年期障害

女性更年期　エストロゲンの減少

若いときは、心筋梗塞、脳卒中などの血管病が発生する女性は、男性より少ないといえます。ところが、更年期以降はだんだん男性と同レベルに近づき、七〇歳代ではほぼ同等になります。女性ホルモンのエストロゲンには血管保護作用がありますが、閉経以降エストロゲンが減少してしまうからです。このため、**更年期以降は特に血管をいたわることが大切です。**

閉経期以前の女性の血圧は男性より低く、高血圧の頻度は少ないですが、更年期以降この性差は消失してしまいます。閉経後女性の高脂血症患者は同年代の男性の約二倍に増加し、五〇歳代女性の血清総コレステロール平均値は２３０㎎dL近くになります。老夫婦でご夫婦ともに全く同じ食事をしているのに、奥さんだけ脂質異常症ということは、よくみられることです。

閉経以降の女性では、高血圧、脂質異常症、肥満、インスリン抵抗性、動脈硬化の危険因子が増加します。これらはすべてエストロゲンの減少によることが原因です。エストロゲンは脂質代謝に大きな影響を与えます。

エストロゲンはコレステロールの合成を抑制し、悪玉コレステロール（ＬＤＬ）を低下させ、善玉コレステロール（ＨＤＬ）を増加させます。エストロゲンは脂肪組織で脂肪の分解を早める働きがあり、肥満を抑えます。さらにエストロゲンは血管内皮を保護し、血管内皮細胞から一酸化窒素（ＮＯ）の産生を増加させます。ＮＯは強力な血管拡張物質で血管をしなやかに保ち血圧を下げ、中膜の増殖を抑える働きがあります。これらすべては動脈硬化を抑制するように働くので、閉経以降は動脈硬化が進行しやすくなるわけです。

閉経期以後エストロゲンが減少することは避けられないことですが、更年期障害が強い場合にはホルモン補充療法が行われることがあります。**大豆イソフラボンはエストロゲンに似た構造をしていて、弱いながらも体内でエストロゲンに似た作用をします。更年期以降の女性**は、大豆そのもの以外にも豆腐、豆乳など**大豆食品をとるようにしたいものです。日本の誇るスーパーフード納豆は骨粗鬆症や動脈硬化を防ぐ働きもあり、特におすすめです。**

男性更年期　テストステロンの減少

男性のテストステロンの分泌には、生活習慣や社会的活動が深く関係していて社会性ホルモンとも呼ばれています。男性にとって、意欲、認知、体力に関係するホルモンで、元気のもとともいえるホルモンです。テストステロンは加齢とともに徐々に減少し、**男性にも更年期が訪れます。**テストステロンは加齢以外の要因でも減少し、更年期障害になることがあります。定年後に社会との関わりがなくなり、生活リズムが乱れたりして男性ホルモンが減少すると、更年期障害が起こることがあります。社会と関わり、趣味などで人生を楽しむことができる人は、テストステロンの減少は少なくて済みます。男性更年期障害の症状は身体的には、ほてりや発汗、疲労感、関節痛、勃起不全などがあり、精神的には、イライラ、意欲や集中力の欠如、性欲の低下、不安、不眠などが生じます。女性の更年期障害は五年ほどでほとんど治まりますが、男性の場合はそれよりも長く続きます。

テストステロンの減少で起こる症状の代表的なものはＥＤ（勃起障害）です。五〇歳代の三〇パーセント、六〇歳代の五〇パーセント以上にみられて珍しいことではありません。女性は閉経によって生殖機能の終わりを迎えますが、男性は終わりがなく、人によっては八〇歳になっても勃起します。勃起は性的刺激を受け、副交感神経が興奮し血管拡張物質

NOが放出され、陰茎海綿体に血液が充満して起こります。すなわち、勃起は血管内皮機能を反映しています。陰茎への血流は内腸骨動脈から支配されていて、この血管の血流が悪くてもEDが生じます。内腸骨動脈や骨盤内の血流は、陰茎の血圧を測定することで評価が可能です。その意味で、EDかどうかは男性の健康状態を鋭敏に反映し、EDは自覚できる生活習慣病ともいえます。

テストステロンの減少は、脂質の代謝を低下させます。中性脂肪の代謝が低下すると中性脂肪が増加し、内臓脂肪や皮下脂肪が増加し肥満の原因になります。コレステロールの代謝が低下しコレステロールが増加すると脂質異常症となります。テストステロンは糖の細胞への取り込みを助けるので、減少は血糖値の上昇や糖尿病につながります。**テストステロンは筋肉や骨を作る働きがあるので、減少すると骨や筋肉が弱って、ひ弱で太った体形になってしまいます。これらすべてが血管の老化、動脈硬化を促進する因子になります。**

カルニチンというアミノ酸には、テストステロンの分泌を高める作用があるといわれています。鶏肉や羊の肉（ラム肉）などに多く含まれています。カルニチンは男性性機能を改善するようです。また、**血液中の亜鉛が少ないとテストステロンの合成が落ちてしまいます。亜鉛は多くの人では不足しがちです。牡蠣などの貝類は良質なアミノ酸とともに亜鉛を多く含んでいるので、積極的に摂取したい食物です。**

運動はテストステロンや成長ホルモンの分泌を促します。特に筋トレなどの無酸素運動がテストステロンを増やす効果が高いといわれています。**良質な睡眠も大事**です。テストステロンは夜眠っている間に作られるからです。ストレスは大敵です。ストレスを上手に解消して、テストステロンが減少することのないようにしましょう。

二　骨粗鬆症

骨粗鬆症は加齢とともに骨のカルシウムが減少したり、もろくなって骨折しやすくなる病気です。カルシウム不足、運動不足を原因にして骨に含まれるカルシウムの量が不足すると骨密度が低下します。

骨はコラーゲンが強固な束になって、カルシウムなどのミネラルが結合してできています。**骨質はコラーゲンとカルシウムなどのミネラルによって保たれています。このコラーゲンの質が悪くなって骨質が劣化すると骨折しやすくなります。**ビタミンK、ビタミンD、葉酸などが不足することでも骨量の減少だけでなく骨質の劣化が生じます。骨の中には、破骨細胞と骨芽細胞とがあり、破骨細胞が古くなった骨を溶かし、骨芽細胞がカルシウムなどを付着させて骨を作りながら再生されていきます。破骨細胞の働きが骨芽細胞の働きを上回ると、骨がもろくなって骨粗鬆症になります。破骨細胞は酸化ストレスや慢性炎症により活発化すると考えられています。

骨粗鬆症の患者さんでは、骨のカルシウムが減少しているのに、血管にカルシウムが沈着して石灰化するという現象が起きて、カルシウムパラドックスと呼ばれています。血管の石灰化は中膜に起きて血管の弾力性、しなやかさを減少させる動脈硬化の一種です。

骨の吸収が新生を上回ると、骨のカルシウムとリンが血液中に放出されます。リンは血管の中膜の平滑筋細胞を骨芽細胞に変化させて、血管壁へカルシウムを沈着させます。実際、破骨細胞の働きを抑制する骨粗鬆症の薬で血管の石灰化を防ぐ働きがあることが確認されています。酸化ストレスや慢性炎症は動脈硬化の原因でもあります。加齢に伴う老化現象として酸化ストレスや慢性炎症をとらえると、骨粗鬆症と血管の石灰化という一見無関係に思える病態は骨血管相関として説明できるのです。

血管外科の臨床では、下肢の動脈硬化と脊柱管狭窄症という一見無関係な病気が合併することがあります。脊柱管狭窄症は背骨が変形して足がしびれて痛くなったり、たくさん歩けなくなる病気です。骨がもろくなって脊柱が変形すると脊髄の神経が圧迫されてしまうことで起こります。この病気の特徴として、長く歩くと足が痛くて歩けなくなるが、休むとまた歩くことができるようになる、という間欠性跛行という症状が生じます。下肢の動脈硬化によって下肢の血行が悪化すると、同じように長く歩くと足が痛いけれど、休むとまた歩くことができる間欠性跛行が生じます。血行障害の場合は、下肢の筋肉が運動時の血流不足により悲鳴を上げて、休ませてくれとストップをかけるわけです。

厄介なことに、症状がよく似ていて、骨血管相関として両方が同時に合併することがあります。血管外科で下肢の血行障害を治療したのに、症状の改善が思わしくなく、実は脊柱管狭窄症を合併していたことや、逆の場合も経験があります。私が若いころはまだ、この骨血管相関という概念が確立されておらず、不思議なことが起こるものだと考えていたものです。

サルコペニア

高齢になるにつれ**筋肉の量が減少していく現象**のことです。はじまりは二五～三〇歳ごろで、生涯を通して進行します。筋肉線維の数と筋肉線維の太さの両方の減少が進んでいきます。原因は活動量の減少と加齢性の変化と考えられますが、原因の詳細はわかっていません。高齢者で栄養状態が不良の人は進行が急速です。がんやその他の病気を契機に急に進行することがあります。サルコペニアは、体を支える大きな筋肉に起こります。体幹では脊柱の筋肉や背中、腹筋、下肢では殿筋、大腿筋、下腿筋などです。これらの筋肉が衰えると前かがみでだらりとした姿勢になります。歩くのが遅くなることが一番の特徴で、転倒しやすくなります。

サルコペニアと骨粗鬆症は関連しています。活動性の低下や栄養不良が両方に共通の原因です。骨粗鬆症を原因とする脊椎骨折、大腿骨近位部骨折の患者さんは、サルコペニアの合併率が高いのはよく知られています。また、サルコペニア自体が転倒、骨折の危険因子で、一旦骨折が生じるとさらに不活動性が進んでしまい、サルコペニアは悪化します。

血管病との関連では、サルコペニアには酸化ストレスや慢性炎症による細胞劣化が関与しています。その他の老化や動脈硬化と同じメカニズムです。サルコペニアにより筋肉から抗動脈硬化作用のあるマイオカインの分泌が減少するので動脈硬化も進行します。

筋力の向上のための**運動によるトレーニングは有効で、サルコペニアは進行の程度を抑えることが可能ですので、歳を重ねるごとに意識的に運動強度が大きい運動（レジスタンス運動）を行うとよいでしょう。**

フレイル

サルコペニアや骨粗鬆症による運動機能障害に加えて、平衡感覚や反射神経の衰えによる運動機能障害をロコモティブシンドロームと呼ぶことがあります。さらに、**心の健康や認知機能の低下が加わり、生活機能が低下した状態をフレイル（脆弱性）**という概念で一括することが提唱されています。厚生労働省研究班の報告書では「加齢とともに心身の活力（運動機能や認知機能等）が低下し、複数の慢性疾患の併存などの影響もあり、生活機能が障害され、心身の脆弱性が出現した状態であるが、一方で適切な介入・支援により、生活機能の維持向上が可能な状態像」とされています。健康な状態と日常生活でサポートが必要な介護状態の中間の段階に相当します。

メタボ対策かフレイル対策か

また高齢者で体重が減ってきた場合、要注意です。体重減少は若年者と異なり、脂肪の減少ではなく筋肉量の減少の場合があります。六五歳未満ではＢＭＩ（体格指数＝体重【kg】÷身長【m】÷身長【m】）の正常値は20～25ですが、六五歳以上では21・5～25で、高齢者では下限が引き上げられています。

本書では、メタボリックシンドロームの中核である肥満の弊害について述べてきました。ところが、メタボ対策で栄養を減らしすぎて低栄養になると、サルコペニアや骨粗鬆症を発症し、フレイルにつながります。栄養の摂取の仕方はライフステージや一人一人の栄養状態によって考慮する必要があります。

メタボ対策の要点は、摂取カロリーの制限と、摂取すべき脂質の管理です。私の考えでは、肉のたんぱく質は良質であり、メタボ対策のために肉の制限は特に必要であるとは考えていません。肉食の問題点は、肉食に付随して動物性の飽和脂肪酸をとりすぎてしまうことです。牛肉を主食のようにたくさん食べるオーストラリアでは牛肉の脂の害についてよく知られていて、スーパーで販売されているステーキ肉には脂をすべて切り捨ててしまった赤身のみの肉が売られています。日本人からすると脂のない赤身肉は固くてぱさぱさして、それほどおいしいものではありません。マグロも、とろの部分はカロリーが高すぎて体に悪いので、オーストラリアでは人気がないとも聞きます。

赤身の肉自体は良質のたんぱく質源であり、血管拡張性物質ＮＯのもとであるアルギニンが豊富に含まれています。問題は肉と同時に脂質を食べることで、脂質は脳内報酬系に働いておいしく感じる、いわば中毒性があることなのです。動物性の飽和脂肪酸の多い食事をしていると、脂の少ない食事ではだんだん満足できなくなってきます。沖縄の若い世代の寿命が全国最低に向かう沖縄クライシスの本質は、肉食と飽和脂肪酸の過剰摂取、それに伴う肥満です。その意味で、メタボ対策とフレイル対策としての食事内容は決して矛盾するわけではないと思います。

老人は肉を食えという極端な意見を言う人もいますが、いくら老人になったからといえ、脂ギトギトの焼き肉ばかり食べていては健康によくないのは明らかです。**食欲が落ちてきて、体重減少、サルコペニアを伴う方にはぜひ良質なたんぱく質をとっていただきたいと思います。特に卵は炒め物や煮物に入れたりすると食べやすく、料理にこくが出て、おいしく食べられるのでおすすめです。**

肥満と痩せ、どっちがいいの

寿命を延ばすのにカロリー制限が有効であることは何度も強調してきました。カロリーが制限されて生物が飢餓の状態になると、生命を維持するために代謝を抑え、細胞分裂を抑え、ＤＮＡは保護モードに入ります。その機序はサーチュイン遺伝子が活性化することであると理解されています。カロリー制限をすると痩せてしまうので、痩せているほうが寿命が延びるということになります。一方で**心不全、腎不全、悪性腫瘍などほとんどすべての疾患で、ＢＭＩが高く肥満気味のほうが生命予後がよいことがわかっています。**体重とがんの発生を検討すると、痩せのほうががんの発症が高くなっていることがわかりました。

日本で四〇歳以上の三五万人以上のデータを併せて、ＢＭＩの水準が死亡リスクに与え

る**影響を死因別・男女別に推定した研究結果**が発表されました[49]。これによると全死亡率が最も低いのは**BMI25〜27、女性では23〜25**でした。がんのみならず、心疾患、脳血管疾患においても同じでした。ＢＭＩ25〜27は、肥満気味に分類され、意外感のある内容です。

カロリー制限すると寿命が延長する動物実験と、やや肥満気味のほうが死亡率が低いことの矛盾は、どう理解したらよいでしょうか。私の解釈は、カロリー制限による寿命の延長はあくまで実験動物における研究結果であるという点です。少なくとも実験では衛生は管理され、外敵はおらず、エサがなくなる心配のない、自然環境とは異なる人為的に管理された環境下であるという点です。この人為的な環境下ではカロリー制限による長寿効果が得られるという点に留意が必要です。実際の自然環境では、さまざまな病気になったり、予期せぬ飢餓が訪れたりすることがあります。食べ物がなくなれば、生物はいずれ死んでしまうので余力があったほうが生命の維持に有利といえます。ＢＭＩは内臓脂肪の蓄積を反映しているわけではなく、実は少し体重が多めの人のほうが長生きしている事実は理解しておいたほうがよいでしょう。

三　認知症

認知症は、大きく分けて血管性認知症とアルツハイマー型認知症の二種類があります。血管性認知症は脳梗塞、脳出血といった脳卒中により脳の障害が生じ、その結果障害を受けた部位の失われた機能に応じて症状が異なります。脳卒中により認知機能が障害されて生じた認知症が血管性認知症です。脳卒中は繰り返し起こることがまれではありません。脳卒中が繰り返されると認知機能が下り階段のように低下していきます。

症状は、障害を受けた脳の場所によって、認知症以外に、手足の麻痺、言語の障害、飲み込みの障害など、さまざまな症状がみられます。脳卒中は、高血圧、糖尿病、脂質異常症などの生活習慣病や心臓の病気などが原因で生じる血管病の一種です。

アルツハイマー型認知症は、脳実質へのアミロイドたんぱくが蓄積し、タウたんぱくが神経細胞内へ蓄積して神経線維が壊死して起こります。脳内で記憶を形成するのに必要不可欠な、海馬と呼ばれる構造体に広がります。ニューロンがさらに死滅するにつれて、影響を受けた脳領域は萎縮し始めます。アルツハイマー病の後期までに障害は広範囲に及び、脳組織は著しく萎縮します。脳の血行障害が起こると進行が早くなることがわかっています。

認知症の約半分の原因を占めるアルツハイマー型認知症の原因は、はっきりわかっているわけではありません。アルツハイマー病では、脳内で発生する酸化ストレス、糖化ストレスや炎症が、病態を悪化させることが知られてきました。これらは細胞に障害を与えるという意味では、あらゆる老化現象の原因であるといってよいでしょう。

最後に

〝この世は生きるに値する〟

スタジオジブリの宮崎駿監督の言葉です。ここで生きるとは主体的に生きることで、単に生きている、あるいは生かされていることではありません。自らの思いでこの世に生きてこそ、価値があると言い換えられます。つまり、この世は主体的に生きてこそ、嬉しいとか楽しいとか、やりがいなどの価値が生まれるのです。

この世を社会、すなわち人と人とのつながりに置き換えてみましょう。社会の中で生きるとき、人と人との関係に重きが置かれます。そこでは、自己の欲望よりも他者への思いやりや共同精神、自己犠牲が重要視されます。つまり、自ら主体的に社会に関わり、貢献することがこの世で生きることと言えるでしょう。社会は自らの意思で貢献する価値がある、と言い換えるとどうでしょうか？　私の唱える、第五のメソッドにつながります。健康とは、体、心、社会性の三つが満たされた状態であるとＷＨＯが定義したことを思い出してください。〝この世は生きるに値する〟とは、満たされた社会性とも解釈できるのです。

生物の種としてのヒトには寿命があります。恐らく長くても一二〇～一三〇歳くらいでしょう。生まれたとき、遺伝的に規定されたその人ごとの生物学的な寿命は、長短さまざまです。その後の生活習慣をはじめとした環境要因によって、寿命は変化していきます。たばこを長年吸ったとか、油ものを食べすぎて太ったとか、重い病気になったとか、高血圧なのに放置したとか、そのような要因により寿命を少しずつ削っていくわけです。**すでに削ってしまった寿命は取り戻すことはできません。**しかし、残された寿命を少しでも削らないようにすることは可能です。

血管を若くするたった五つの方法をもう一度提示します。それは、

一．少なく食べる
二．適度な運動をする
三．よく寝てストレスを溜め込まない
四．禁煙して、お酒を飲み過ぎない
五．人と関わり支えあう

何も難しいことはありません。このたった五つの血管アンチエイジングを実践するだけで今日から血管を若く保ち、健康で元気に美しく日々を送ることができるのです。

一度きりの人生です。親からいただいた大事な命、数十億年も前の先祖から代々受け継いだＤＮＡ、ともに大切にしたいものです。このかけがえのない体は一度きりで限りがあります。長生きは人生の目的ではありません。しかし、健康で元気に美しく暮らせるのであれば、少しでも長く人生を続けていくのはどうでしょう？　せっかくの人生です。愉快にワクワク、笑って生きたいものです。家族や友人を大事にして、社会と関わってください。**ごきげんに生きてこその人生です。〝愉快に人生を完遂する〟ために、できることはすべて実践しましょう。**

心も体も若々しく元気でありたいものです。そのために血管をいたわり若く保つのです。

本書のイラスト作成にご尽力いただいた、愛知県西尾市在住の漫画家、黒野カンナさまに厚く御礼申し上げます。

2006;444, 337-342
43）Diaz-Gerevini GT, Repossi G, Dain A, et al. Beneficial action of resveratrol: How and why? *Nutrition* 2016;32, 174-178
44）中野恵介「トマト搾汁液のメラニン産生抑制作用に関する活性成分の探索」日本香粧品学会誌　Vol. 32, No. 2, pp. 8594　2008
45）原博「プレバイオティクスから大腸で産生される短鎖脂肪酸の生理効果」腸内細菌学雑誌16:35-42　2002
46）横山幸浩「外科手術における腸内細菌叢の重要性 シンバイオティクスの術後感染性合併症抑制効果」臨床外科2023;78 (3), 364-369
47）J Dyerberg, H O Bang, E Stoffersen, S Moncada, J R Vane. Eicosapentaenoic acid and prevention of thrombosis and atherosclerosis? *Lancet.* 1978 Jul 15;2(8081):117-9. doi: 10.1016/s0140-6736(78)91505-2.
48）Mitsuhiro Yokoyama, Effects of eicosapentaenoic acid on major coronary events in hypercholesterolaemic patients (JELIS): a randomised open-label, blinded endpoint analysis. *Lancet.* 2007 Mar 31;369(9567):1090-8.
49）Shizuta Sasazuki, Manami Inoue, Ichiro Tsuji, et al. Body mass index and mortality from all causes and major causes in Japanese: results of a pooled analysis of 7 large-scale cohort studies. *J Epidemiol* 2011;21(6):417-30

31）Armulik A, Genové G, Betsholtz C: Pericytes: Developmental, Physiological, and Pathological Perspectives, Problems, and Promises. *Developmental Cell* 2011;21: 193-215.
32）澤根美加、大田正弘、山西治代「皮膚老化において重要な役割を担う血管・リンパ管」日本化粧品技術者会誌 第46巻第３号 2012
33）吾郷哲朗「ペリサイトは脳機能にとってなぜ重要なのか？」臨床神経 2019;59:707-715
34）Russell Ross, Ph.D.Atherosclerosis — An Inflammatory Disease List of authors. R. Ross:*N. Engl. J. Med.* 1999;340, 115.
35）The Scandinavian Simvastatin Survival Study Group:Randomized trial of cholesterol lowering in 4444 patients with coronary heart disease: the Scandinavian Simvastatin Survival Study (4S). *Lancet* 1994;344:1383-1389.
36）厚生労働省「令和元年 国民健康・栄養調査結果の概要」2019 https://www.mhlw.go.jp/content/10900000/000687163.pdf
37）日本高血圧学会高血圧治療ガイドライン作成委員会．高血圧治療ガイドライン 2019．東京：ライフサイエンス出版；2019.
38）Pharmacological blood pressure lowering for primary and secondary prevention of cardiovascular disease across different levels of blood pressure: an individual participant-level data meta-analysis The Blood Pressure Lowering Treatment Trialists' Collaboration. *Lancet.* 2021;397:1625-1636.
39）五明紀春「食塩の血圧応答に関する文献研究―塩分給源としての味噌の評価をめぐって―」中央味噌研究所報告 第33号　2012
40）夏目みどり「チョコレートの歴史・食文化と機能性」化学と教育　67巻4号　2019
41）小堀真珠子「ポリフェノール含有野菜の高機能化とその応用戦略―ケルセチン高含有タマネギの健康機能―」オレオサイエンス　第17巻第10号 2017
42）Baur JA, Pearson KJ, Price NL, Jamieson HA, et al. Resveratrol improves health and survival of mice on a high-calorie diet. *Nature*

2020;14:511–523.
Published online 2020 Apr 22
21）中村吉男「ストレス反応とストレスコントロール」九州栄養福祉大学・東筑紫短期大学 キャリア教育推進支援センター
https://www.knwu.ac.jp/uploads/ck/admin/files/career/sutoresuhan-nou.pdf
22）Shionoya S. Buerger's Disease. Pathology, Diagnosis and Treatment. Nagoya: The *University of Nagoya Press,* 1990
23）Jean Ferrie`res.The French paradox: lessons for other countries. *Heart* 2004;90:107–111
24）Baur JA, et al. Resveratrol improves health and survival of mice on a high-calorie diet. *Nature* 444, 337-342
25）ダン・ビュイトナー（著）荒川雅志（訳・監修）仙名紀（訳）『The Blue Zones 2nd Edition 世界の100歳人に学ぶ健康と長寿９つのルール』祥伝社　2022
26）Yang Claire Yanga, Courtney Boena, Karen Gerkena, et al. Social relationships and physiological determinants of longevity across the human life span. PNAS 2016;113:578-583
27）高橋徳（著）、市谷敏（翻訳）『人は愛することで健康になれる―愛のホルモン　オキシトシン』知道出版　2014
28）大平哲也「ライフコースと健康～笑いとストレス・生活習慣病との関連～」
『全人的医療 Comprehensive Medicine』Vol.17 No.1　2018　公益財団法人国際全人医療研究所
29）Hayashi K, Kawachi I, Ohira T, et al.:Laughter is the Best Medicine? A Cross-Sectional Study of Cardiovascular Disease Among Older Japanese Adults. *Journal of epidemiology* 2016;26(10):546-552.
30）Shirai K, Iso H, Ohira T, et al.:Perceived level of life enjoyment and risks of cardiovascular disease incidence and mortality:The Japan public health center-based Study. 2009;Circulation 120(11):956-963,

11）厚生労働省　特定健康診査（いわゆるメタボ健診）・特定保健指導 https://www.mhlw.go.jp/seisaku/2009/09/02.html

12）Peter J. Turnbaugh, Ruth E. Ley, Michael A. Mahowald, Vincent Magrini, Elaine R. Mardis & Jeffrey I. Gordon An obesity-associated gut microbiome with increased capacity for energy harvest Nature 2006;444, 1027–1031

13）日本高血圧学会高血圧治療ガイドライン作成委員会 編集「高血圧治療ガイドライン2019」日本高血圧学会 発行　ライフサイエンス出版 制作・販売　2019

14）Jacob vB. Hjelmborg, Ivan Iachine, Axel Skytthe, James W. Vaupel, Matt McGue, Markku Koskenvuo, Jaakko Kaprio, Nancy L. Pedersen & Kaare Christensen. Genetic influence on human lifespan and longevity Human Genetics 2006;volume119, 312–321

15）厚生労働省「令和２年都道府県別生命表の概況」2020 https://www.mhlw.go.jp/toukei/saikin/hw/life/tdfk20/index.html

16）Richard Corliss and Michael D. Lemonick Monday. How To Live To Be 100 New research suggests that a long life is no accident. So what are the secrets of the world's centenarians? *Time Magazine* 2004

17）Comparison of weight loss among named diet programs in overweight and obese adults: a meta-analysis. *JAMA*. 2014 Sep 3;312(9):923-33. doi: 10.1001/jama.2014;10397

18）S Tsugane 1, S Sasazuki, M Kobayashi, S Sasaki.Salt and salted food intake and subsequent risk of gastric cancer among middle-aged Japanese men and women.Br J Cancer.2004;90:128-34

19）I-Min Lee, Eric J Shiroma, Felipe Lobelo, et al. Effect of physical inactivity on major non-communicable diseases worldwide: an analysis of burden of disease and life expectancy for the Lancet Physical Activity Series Working Group.*Lancet* 2012;380:219–29

20）Walter R. Thompson, PhD, FACSM, Robert Sallis, MD, FACSM, Elizabeth Joy, MD, et al. Exercise Is Medicine. *Am J Lifestyle Med.*

引用文献

1）Thomas Weber and Christopher C. Mayer. Man Is as Old as His Arteries" Taken Literally: In Search of the Best Metric Hypertension 2020;76(5):1425-1427

2）R. J. Colman, R. M. Anderson, S. C. Johnson, E. K. et al. Caloric Restriction Delays Disease Onset and Mortality in Rhesus Monkeys: Science, 2009;325, 201.

3）本城 咲季子，西田 栄介「食餌制限による寿命延長のメカニズム」生化学 第82巻 第５号　2010

4）World Health Organization .WHO 身体活動・座位行動 ガイドライン（日本語版）2020;World Health Organization
https://apps.who.int › iris › 9789240014886-jpn

5）平成15年厚生労働白書（16）「第２章 現代生活に伴う健康問題の解決に向けて」長時間労働による健康への影響：85　2003
https://www.mhlw.go.jp/wp/hakusyo/kousei/04/dl/1-2.pdf

6）厚生労働省　e-ヘルスネット「アルコールと循環器疾患」
https://www.e-healthnet.mhlw.go.jp/information/alcohol/a-01-004.html

7）M Inoue, 1 and S Tsugane1 for the JPHC Study Group2. Impact of alcohol drinking on total cancer risk: data from a large-scale population-based cohort study in Japan.British Journal of Cancer 2005;92, 182–187.

8）厚生労働省「循環器病対策推進基本計画」について
https://www.mhlw.go.jp/stf/newpage_14459.html

9）Holt-Lunstad J, Smith TB, Layton JB. Social relationships and mortality risk: A meta-analytic review. PLoS Medicine 2010;7(7):

10）Norman M. Kaplan, MD The Deadly Quartet Upper-Body Obesity, Glucose Intolerance, Hypertriglyceridemia, and Hypertension *Arch Intern Med.* 1989;149(7):1514-1520
Author Affiliations

著者プロフィール
山本 清人（やまもと きよひと）

愛知県出身
1980年　滝高等学校卒業
1986年　名古屋大学医学部卒業
1993年　名古屋大学大学院医学研究科卒業
1996年　金沢医科大学胸部心臓血管外科講師
2000年　名古屋第一赤十字病院外科副部長、外科部長
2005年　名古屋大学医学部（血管外科）講師
2013年　名古屋大学医学部（血管外科）准教授
2015年　名古屋第一赤十字病院（現日本赤十字社愛知医療センター名古屋第一病院）血管外科部長

本文イラスト：黒野カンナ

血管を若くする最強メソッド5

2023年12月15日　初版第1刷発行

著　者　山本 清人
発行者　瓜谷 綱延
発行所　株式会社文芸社
〒160-0022　東京都新宿区新宿1－10－1
電話　03-5369-3060（代表）
03-5369-2299（販売）

印刷所　株式会社暁印刷

ISBN978-4-286-24728-1